LE SPORT POUR MAIGRIR

Dr STÉPHANE CASCUA
MARIE-PIERRE OLIVIERI

LE SPORT POUR MAIGRIR

Odile Jacob

15, rue Soufflot, 75005 Paris

www.odilejacob.fr

ISBN 2-7981-1610-8

Sommaire

Chapitre 3
LE SPORT EST EFFICACE POUR MINCIR : C'EST DÉMONTRÉ !

Chapitre 4
POURQUOI LE SPORT EST-IL EFFICACE POUR MINCIR ?

Deuxième partie
Bien manger pour mincir avec le sport

Chapitre 6
COMMENT ÉVITER QUE LE SPORT NE VOUS OUVRE L'APPÉTIT !

Chapitre 7
COMPOSEZ VOS REPAS AVEC SOIN

Troisième partie
Comment faire du sport pour mincir ?

Chapitre 8
CONCOCTEZ VOTRE PROGRAMME

Chapitre 9
QUELS SPORTS POUR MINCIR ?

Le bœuf qui voulait se faire aussi mince que le pur-sang

Dans un pré normand
un bœuf vit un pur-sang

Il lui sembla de belle et attirante minceur
Alors que lui paraissait tout en grosseur !

Envieux, le bovin réduit la luzerne et se restreint
Pour tenter d'égaler en finesse le superbe équin.

Apostrophant son frère : « Ai-je désormais fière allure ?
— Oh point du tout ! Tu affaiblis plutôt ta posture !

— Et maintenant, en arrêtant toute herbe grasse ?
— Encore moins, ta mine semble encore plus lasse ! »

N'y tenant plus, découragé, il se jeta sur le fourrage
Et reprit plus de volume qu'avant de cesser tout broutage !

Apitoyé, le cheval de course lui hennit son procédé :
« Au lieu de ruminer ton malheur allongé dans les prés

Saute gaiement, trotte et galope toujours à travers champs !
Sans te frustrer autant, jolie silhouette tu auras pour longtemps »

Stéphane CASCUA

Merci à la grenouille qui voulait devenir aussi grosse que le bœuf et à Jean de La Fontaine pour l'inspiration !

Introduction

Sylvie a 33 ans. Elle est chargée de communication dans une société d'ameublement. Elle est deux fois maman, deux galopins de 5 ans et 2 ans. Elle a pris 14 kilos à sa première grossesse et 16 à la seconde. Depuis, elle du mal à revenir à son poids antérieur. Elle pèse 69 kilos pour 1,63 mètre. Pourtant, elle fait attention ! À déjeuner elle prend plutôt une salade. Le soir, alors que la famille avale des féculents, elle se contente de légumes !

Sylvie a vraiment envie de maigrir pour se sentir mieux dans sa peau. Elle est jolie et dynamique ! Elle ne souhaite pas coller à l'image de la « ménagère de moins de 50 ans » irrémédiablement arrondie par ses maternités et par le repassage devant la télé. Pour mincir, Sylvie sait qu'elle a besoin d'une véritable activité physique. Elle se doute moins qu'il lui faut quelques conseils nutritionnels ! Sylvie consulte un médecin du sport qui confirme sa bonne santé et l'encourage à renouer avec l'exercice. Il va lui concocter un petit programme personnalisé. Il lui propose de bénéficier d'un entretien diététique. Puisqu'elle fait déjà attention à son alimentation, il est indispensable de peaufiner le bilan pour chercher l'erreur !

Sylvie est d'accord pour marcher un peu plus. Elle descend désormais une ou deux stations de métro avant sa destination et termine à pied. Elle aime bien la gym à la maison, c'est pratique ! Quand on travaille tout en étant maman, lorsqu'on fait deux journées en une, le temps est précieux. Elle débute progressivement par quelques mouvements, trois fois par semaine, sur le tapis du salon ! Elle voulait se cantonner aux « abdo-fessiers » mais son médecin du sport l'a invitée à muscler l'ensemble de son corps pour brûler plus de calories… notamment au repos ! Il lui a suggéré aussi de faire un peu d'endurance. Là encore, le vélo d'appartement se révèle bien adapté. Elle pédale en écoutant de la musique tout en surveillant ses chérubins. Parfois, elle abandonne son mari traqué par ses deux garnements et elle se rend à la piscine, histoire de nager une petite demi-heure.

À l'issue de son entretien avec la diététicienne, Sylvie apprend qu'elle ne mange pas assez ! Il lui manque des protéines, de la viande, du poisson, des produits laitiers ou des œufs pour entretenir sa masse musculaire et favoriser le drainage des œdèmes situés dans les mollets. Alors qu'elle reprend le sport, il lui faut un peu de féculent pour tenir le coup pendant l'effort et éviter les fringales source de grignotage !

Après trois mois, Sylvie ne manque plus un rendez-vous avec elle-même ! Trois fois par semaine, elle fait 30 minutes de vélo et enchaîne avec 20 minutes de gym. Elle se nourrit mieux et elle n'est plus tiraillée par la faim ! Elle a déjà perdu 5 kilos et gagné un moral d'acier. En un an, elle est devenue une vraie sportive et compte bien le rester ! Elle poursuit son programme à domicile, nage de temps à autre et va parfois en salle de fitness à l'heure du déjeuner avec les copines. Pour son cours d'aérobic, elle a abandonné son large pantalon de survêtement qui cachait ses rondeurs. Elle porte désormais un joli justaucorps en Lycra noir. Sa silhouette est fine et sculptée. Elle pèse 60 kilos.

Bruno a 42 ans. Il mesure 1,75 mètre et pèse 85 kilos. Il est marié à Sandrine, une femme charmante qui lui a donné trois beaux enfants. Il vend des photocopieurs ! En voiture, en train ou en avion, il sillonne la France pour proposer ses produits aux acheteurs des grandes entreprises. Tout au long de la semaine, au restaurant, il mange gras et copieux car il prétend devoir suivre le choix de ses clients. Le samedi, pour décompresser, il regarde les matchs de ligue 1 à la télé en grignotant des « chips » tout en sirotant des « sodas ». Pour son bien, Sandrine lui a interdit les canettes de bière… Le dimanche, il s'adonne au traditionnel repas familial. Cette fois, son épouse tente de lui faire plaisir en lui mitonnant les petites recettes dont elle a le secret !

Ses chaussures à crampons sont immobilisées dans l'armoire depuis de nombreuses années, elles ont même séché recouvertes de la boue du dernier match ! Avec nostalgie, il se souvient de la période où il était étudiant. Il jouait « milieu de terrain » dans l'équipe de foot de Villefranche. Deux entraînements et un match par semaine, c'était bien pour garder la forme et la ligne. À l'époque, il avait fait connaissance avec Sandrine ; elle avait même été subjuguée par ses abdominaux en « plaque de chocolat » !

Depuis longtemps son médecin et sa femme lui ont suggéré de perdre du poids. Ils ont peur pour sa santé ! Au bureau, ses collègues le taquinent sur son *look* et lui demandent l'adresse de son tailleur. La semaine dernière, sa nouvelle secrétaire l'a distancé en grimpant les escaliers. Arrivée en haut, elle a laissé échapper un sourire moqueur en regardant son ventre agité par l'essoufflement ! Cette fois c'est décidé, il veut maigrir ! Il reprend le sport… De cette façon, il retrouvera aussi la forme et surtout il espère pouvoir mincir sans trop se priver !

Dans ces circonstances, un bilan médical complet s'impose. Il faut notamment faire une épreuve d'effort : monter sur un vélo immobile pour s'assurer de la bonne oxygénation du cœur en analysant l'électrocardiogramme.

Puisque les examens s'avèrent rassurants, le programme d'entraînement peut débuter. En suivant les conseils de son médecin du sport, Bruno renoue progressivement avec l'exercice. Il tente de marcher un peu plus au quotidien. Compte tenu de ses longs trajets, porte à porte, en voiture, c'est difficile ! Il préfère faire du sport. Il commence par nager et pédaler 30 minutes à 1 heure, deux fois par semaine. Comme il est plutôt volontaire, il ne fait pas les choses à moitié : il veut devenir marathonien ! Peu à peu, lors de ses balades actives, il marche puis trottine un peu plus chaque fois. Rapidement, il brûle beaucoup de calories et acquiert de l'endurance, sans faire souffrir ses articulations, grâce à de grandes promenades à VTT. Pour compléter ses activités, il renforce le haut de son corps avec quelques exercices de musculation.

Parallèlement, une prise en charge diététique est la bienvenue. À l'issue d'un entretien, sa diététicienne lui donne de précieux conseils personnalisés. Bruno est un bon vivant, il commet de flagrantes erreurs alimentaires mais il a repris assidûment le sport. Elle ne le condamne pas à alterner les endives et la salade verte à chaque repas ! Au contraire, elle lui propose simplement d'adopter une alimentation variée et des portions normales ! Elle parvient à lui faire découvrir qu'une nourriture équilibrée peut être savoureuse et qu'il est inutile de se gaver de calories pour sortir de table sans avoir faim. Les plats rencontrés sur les chemins de la minceur sont aussi ceux retrouvés sur les routes de la santé. Coup de chance, ils existent même aux menus des bons restaurants ! En fait, c'est même mieux pour l'image ! Les clients sont impressionnés par ce fournisseur qui prend soin de sa forme et de sa santé ! Ses qualités commerciales et sa sincérité sont convaincantes ! Grâce à son enthousiasme et à ses explications, même les acheteurs des grandes entreprises finissent par choisir le mets le plus équilibré… sans oublier de signer la commande de quelques photocopieurs haut de gamme !

En quatre mois, Bruno perd 7 kilos. Il s'adonne à de vrais footings trois fois par semaine et conserve sa longue sortie à vélo du dimanche. Après un an, il couvre les 42,195 kilomètres du marathon de Paris en 4 heures 10 et il pèse 73 kilos. Désormais Bruno est devenu sportif, il garde la forme en s'entraînant trois ou quatre fois par semaine. Course, vélo et musculation sont au programme. Il se lâche encore parfois sur un confit de canard et pommes à l'ail suivi d'un gâteau basque… mais son poids reste stable !

PREMIÈRE PARTIE

Du sport pour maigrir

CHAPITRE PREMIER

Qui doit faire du sport pour mincir ?

L'activité physique et le sport vous seront particulièrement bénéfiques si vous souhaitez maîtriser votre poids et prendre soin de votre silhouette. Cependant, le rôle du sport et votre façon de le pratiquer peuvent changer en fonction de vos objectifs.

Quels sont vos objectifs ?

➤ *Vous voulez garder la ligne*

Le sport se révèle particulièrement efficace pour rester mince. Alors que votre poids est normal, le sport s'intègre à votre hygiène de vie. L'exercice vous permet de digérer les quelques écarts inhérents à une vie normale. Une pulsion gourmande, un repas d'affaires trop copieux ou un déjeuner de communion : votre activité physique régulière consumera les calories superflues englouties occasionnellement.

➤ *Vous présentez une petite surcharge pondérale*

Si votre surpoids est inférieur à 10 kilos, le sport intensif peut suffire pour retrouver la ligne. Si vous pratiquez régulièrement une activité physique de loisir, il vous faut modifier quelque peu votre alimentation, corriger ses erreurs nutritionnelles. En associant marche active quotidienne, de 30 minutes, et réduction de 20 % de vos portions alimentaires vous perdrez 7 kilos. Pour obtenir le même résultat, vous pouvez remplacer la marche quotidienne par 30 minutes à 1 heure de sport, trois fois par semaine. Si vous doublez la quantité d'exercice, vous perdrez 3 kilos supplémentaires. Bien sûr, pour stabiliser votre poids à ce niveau, il est nécessaire de poursuivre assidûment votre pratique sportive, quitte à manger un peu plus copieusement. Ainsi, vous évitez l'effet « yo-yo » consistant à perdre 3 kilos avant l'été puis à en reprendre 4 dès la rentrée. C'est en s'inscrivant dans une hygiène de vie globale que le sport se montre particulièrement efficace. En clair, si le sport fait maigrir, devenir sportif permet de rester mince !

➤ *Vous avez un surpoids notable*

En cas d'obésité, l'exercice est tout aussi utile. L'activité physique fait équipe avec le régime pour vous aider à retrouver la ligne. Dans ce contexte, le sport n'est pas suffisant pour perdre tous les kilos stockés en excès. En revanche, il est indispensable pour accompagner votre perte de poids. Il vous aide à brûler des calories pendant l'entraînement. Il vous permet d'entretenir votre masse musculaire souvent mise à mal par le régime. Rapidement, le sport fera partie de votre nouvelle vie. Il sera l'une des clés pour stabiliser votre poids et éviter la récidive. Mais attention, la surcharge pondérale dont vous êtes victime peut altérer votre système cardio-vasculaire et faire souffrir vos articulations. Aussi faut-il consulter votre médecin afin qu'il vous confirme votre aptitude au sport. Il vous conseillera sur les modalités de sa pratique. Il vous guidera dans votre choix. Les disciplines « portées » comme la natation, l'aquagym, le vélo, les exercices de gym au sol se montrent bien utiles pour renouer avec le mouvement et se réconcilier avec son corps.

Vous voulez prendre du poids

Nombreux sont ceux qui vous envient. Pourtant vous vous trouvez trop maigre, le genre « tringle à rideau » ou « grand échalas au dos voûté ». Vous pouvez manger ce que vous voulez, vous ne grossissez jamais ! Ou alors, vous n'êtes vraiment pas gourmand et vous passez à table car c'est l'heure du repas ! Inutile de vous forcer à manger plus pour prendre de la graisse, vous n'y parviendrez pas ! Conservez l'avantage santé de votre minceur et faites du sport ! Optez pour un programme de renforcement musculaire pour « prendre du volume » et donner un joli galbe à votre silhouette. Pensez aux activités plus techniques pour harmoniser votre posture.

Devez-vous perdre du poids ?

Votre corpulence s'évalue grâce à « l'indice de masse corporelle ». Il est égal à votre poids mesuré en kilos divisé par votre taille en mètre au carré.

$$\text{Indice de masse corporelle} = \frac{\text{Poids en kg}}{\text{Taille}^2}$$

Indice de masse corporelle

IMC = P / T²

Entre 18,5 et 25, votre poids est normal. Le sport vous aide à garder la ligne.

Inférieure à 18,5, vous êtes trop maigre. Le sport contribue à vous faire prendre de la masse musculaire.

De 25 à 30, vous êtes en surcharge pondérale. Pour vous permettre de retrouver la ligne, le sport fait équipe avec les modifications de votre alimentation.

Au-dessus de 30, vous souffrez d'obésité. Une activité physique adaptée s'associe avec le régime pour vous aider à mincir. L'exercice sera essentiel pour stabiliser votre poids.

Attention, ces chiffres sont des données statistiques. Ce sont des ordres de grandeur valables à l'échelle d'une population. Ils ne tiennent pas compte de la répartition entre graisse et muscle si importante chez le sportif.

Pierre mesure 1,78 mètre et pèse 71 kilos, son IMC se calcule ainsi :

$$IMC = 71 / 1{,}78 \times 1{,}78 = 22{,}41$$

Son poids est parfaitement normal pour sa taille. De l'exercice physique régulier reste le bienvenu pour garder la ligne. Son alimentation doit être variée et équilibrée. Avant et après les activités sportives, l'accent peut être mis sur les féculents, les légumineuses ou les céréales.

Brigitte mesure 1,65 mètre et pèse 58 kilos, son IMC se calcule ainsi :

$$IMC = 58 / 1{,}65 \times 1{,}65 = 21{,}3$$

Bien que Brigitte se pense un peu ronde, sa morphologie est tout à fait satisfaisante. Le sport l'aide à stabiliser son poids. Il faut que son alimentation soit diversifiée. Même si les salades sont souvent au menu de cette femme soucieuse de sa ligne, elles doivent contenir un minimum de féculents (riz, pomme de terre, maïs, etc.) et de protéines (jambon, œuf, thon, etc.)

Sylvie mesure 1,65 mètre et pèse 49 kilos, son IMC se calcule ainsi :

$$\text{IMC} = 49 / 1{,}65 \times 1{,}65 = 18{,}0$$

La ligne de Sylvie se rapproche des « normes » médiatiques et des idéaux de l'adolescence, pourtant elle est maigre. Il lui est vivement déconseillé de perdre du poids ! Elle peut continuer le sport de façon raisonnable, notamment pour prendre un peu de muscle. Elle est invitée à se nourrir plus abondamment. Elle ne doit exclure aucune catégorie d'aliment. Les graisses sont notamment nécessaires au bon fonctionnement cérébral et hormonal.

Marc mesure 1,71 mètre et pèse 77 kilos, son IMC se calcule ainsi :

$$\text{IMC} = 77 / 1{,}71 \times 1{,}71 = 26{,}33$$

Même si les hommes d'âge mûr de sa génération le considèrent comme « fort », Marc est tout simplement en surcharge pondérale. Après un bilan médical, il est invité à pratiquer régulièrement des activités physiques variées. Le sport est essentiel pour l'aider à perdre du poids puis à se stabiliser. Il faut aussi qu'il surveille son alimentation. Il est probablement nécessaire qu'il réduise les graisses d'origine animale et qu'il augmente les légumes et les fruits.

Josiane mesure 1,58 mètre et pèse 82 kilos, son IMC se calcule ainsi :

$$IMC = 73 / 1,58 \times 1,58 = 32,8$$

Josiane est obèse. Un médecin nutritionniste et une diététicienne doivent impérativement prendre en charge son alimentation. À l'issue d'un contrôle sanguin, cardiaque et articulaire complet, son médecin lui conseillera sûrement de renouer progressivement avec une activité physique adaptée. Il pourra lui proposer de débuter par de l'aquagym.

Souvenez-vous !

Le sport vous est utile pour être bien dans votre ligne quand :

• *Vous voulez rester mince.* L'exercice se révèle très efficace, il vous autorise quelques écarts gastronomiques !

• *Vous souhaitez vous débarrasser de quelques kilos.* Bouger est le complément indispensable d'une bonne alimentation.

• *Vous devez perdre beaucoup de poids.* Une activité physique régulière et de bonnes résolutions nutritionnelles sont indispensables pour maigrir et rester mince. Un bilan et des conseils médicaux sont nécessaires pour vous aider à renouer avec l'exercice.

• *Vous voulez prendre du poids.* Le sport embellit votre silhouette grâce à un joli galbe musculaire et une élégante posture.

Avez-vous trop de graisse ?

➤ *Connaître son taux de graisse n'est pas évident*

Avec un indice masse corporel trop élevé, vous aimeriez affirmer : « Je suis lourd car je suis musclé. »

C'est vrai, le muscle est plus lourd que la graisse. Le sportif assidu renforçant sa musculature voit l'aiguille de sa balance monter plus haut que le sédentaire alors qu'il n'est pas trop gras ! Si tel est votre cas, votre taux de graisse est normal. Vous pouvez être rassuré ! Vous êtes autorisé à assumer, voire à revendiquer votre surpoids apparent : vous êtes musclé ! N'hésitez pas à poursuivre votre programme sportif pour rester mince !

Malgré un indice de masse corporel satisfaisant, vous craignez d'être trop gras !

C'est vrai, certains « faux maigres » conservent un poids raisonnable alors qu'ils ont trop de graisse : ils manquent de muscle ! Si votre poids est normal alors que votre taux de graisse est trop élevé : faites du sport ! Prenez un peu de relief musculaire tonique, perdez quelques volumes adipeux flasques, vous enjoliverez votre silhouette !

Le taux de graisse corporelle est le pourcentage de graisse dans votre organisme.

Si Pascal pèse 80 kilos et que son taux de graisse est de 15 %, on trouve dans son corps

80 × 0,15 = 12 kilos de graisse… c'est normal !

Si Sophie pèse 64 kilos et que son taux de graisse est de 25 %, on trouve dans son corps

64 × 0,25 = 16 kilos de graisse… c'est normal !

➤ *Quel est votre bon taux de graisse ?*

Selon vos aspirations et vos activités, le taux de masse grasse varie légèrement. Voici quelques exemples caractéristiques.

• L'homme et la femme actifs…

Homme actif en bonne santé : environ 15 % de graisse.

Femme active en bonne santé : environ 25 % de graisse.

Bougez un peu tous les jours en marchant et en prenant les escaliers ! Faites un peu de sport trois fois par semaine ! Mangez varié en quantité raisonnable ! Ainsi, votre taux de graisse et votre silhouette correspondent aux normes esthétiques de notre société et votre santé est préservée !

• Le sportif passionné

Sportif assidu ou de compétition : environ 10 % de graisse.

Sportive assidue ou de compétition : environ 20 % de graisse.

Il est couramment admis que ces taux de graisse constituent un bon compromis. Le sportif passionné s'allège de quelques kilos inutiles mais son alimentation reste suffisante pour qu'il évite des carences nutritionnelles. Une masse graisseuse de ce type peut être conseillée pour un coureur à pied pratiquant la compétition pour son plaisir.

À haut niveau, ces chiffres optimaux sont fréquemment rencontrés dans les sports où l'influence du poids sur la performance ne se montre pas déterminante. Les footballeurs français champions du monde en 1998 avaient en moyenne 10 % de masse grasse.

- Le sportif de haut niveau

Cycliste de haut niveau : environ 7 %.

Marathonien de haut niveau : environ 5 %.

Dans ces disciplines, l'affûtage ressemble à la maigreur car le poids est un élément clé de la performance. Il est alors beaucoup plus délicat de conserver un taux de masse grasse aussi faible tout en évitant les carences.

Marathonienne de haut niveau : environ 10 à 15 %.

Lorsque les sportives atteignent ces taux de masse grasse, la production des hormones sexuelles est le plus souvent perturbée. Les études montrent qu'en deçà de 11 % les athlètes n'ont obligatoirement plus de règles. Elles souffrent d'une véritable ménopause précoce.

➤ *Comment évaluer votre taux de graisse ?*

L'indice de masse corporelle reste un bon indicateur statistique

Malgré les spécificités morphologiques des sportifs, les études statistiques sont parvenues à déterminer la proportion de graisses dans votre corps en fonction de votre indice de masse corporelle. Ainsi, si vous ne pratiquez pas le sport intensif, il est possible de savoir si votre taux de graisse est satisfaisant en vous référant à votre poids et à votre taille.

Les balances à impédancemétrie : c'est parfois utile !

COMMENT FONCTIONNE UNE BALANCE À IMPÉDANCEMÉTRIE ?

Ces appareils sont désormais très répandus aussi bien en pharmacie qu'en grande surface. Ils déterminent le pourcentage de graisse corporelle à l'aide d'un phénomène électrique. Sur ces pèse-personnes vous trouvez deux plaques métalliques. Ces dernières sont en fait des électrodes. Lorsque vous

Taux de graisse en fonction de l'IMC

Morphologie moyenne
IMC = *21,5 correspond à 15 % de graisse chez l'homme et 25 % chez la femme.*

Limite inférieure de la normalité
IMC = *18,5 correspond à 8 % de graisse chez l'homme et 21 % chez la femme.*

Limite supérieure de la normalité
IMC = *25 correspond à 19 % de graisse chez l'homme et 32 % chez la femme.*

placez vos pieds dessus, un courant extrêmement faible part de l'une d'elles pour rejoindre l'autre en traversant tout votre organisme. L'eau contenue dans votre corps constitue un excellent conducteur. Au contraire, la graisse est isolante et perturbe la diffusion du courant. Ainsi, en mesurant la résistance de votre corps au passage de l'électricité, la balance en déduit sa teneur en graisse.

LE TAUX DE GRAISSE OBTENU EST-IL FIABLE ?

Le principe paraît séduisant, mais vous devinez déjà quelques causes d'erreur et d'imprécision.

Ces indications sont perturbées par votre état d'hydratation

Si vous êtes déshydraté, votre organisme laisse moins facilement passer l'électricité… et vous semblez plus gras. Pendant votre footing, vous transpirez. En arrivant, vous avez perdu beaucoup de sueur. En montant sur votre balance à impédancemétrie avant et après l'effort, vous constaterez que votre séance d'entraînement vous a fait prendre de la graisse ! Buvez deux grands verres d'eau et vous réduirez votre adiposité ! On finirait par croire les pubs pour les eaux minérales !

Les résultats sont modifiés par la répartition de votre tissu adipeux

Mesdames, vous savez que votre graisse est installée de façon préférentielle dans vos jambes et autour de vos hanches. Messieurs, votre adiposité se répartit plus volontiers sur l'ensemble de votre corps et prédomine sur votre abdomen. Le courant de la balance à impédancemétrie part d'un de vos pieds pour rejoindre l'autre, il passe surtout par le bas de votre corps. Moralité, si vous êtes une femme la balance enregistre la présence de beaucoup de gras, si vous êtes un homme vous êtes en partie épargné par la rigueur du verdict !

Comment optimiser l'interprétation de ces chiffres

Heureusement, les fabricants ont prévu d'afficher un résultat tenant compte de votre sexe. Voilà qui pondère un peu l'aléa inhérent à la répartition de votre tissu adipeux. De plus, il est indispensable de monter sur ces appareils en se plaçant toujours dans le même état d'hydratation. Il est possible de réaliser cette mesure le matin au lever, après avoir vidé sa vessie. Même dans ces conditions, les études montrent que ces appareils restent peu fiables pour déterminer dans l'absolu votre taux de masse grasse.

Ces balances sont intéressantes pour évaluer des variations d'adiposité

Les pèse-personnes à impédancemétrie se montrent relativement fiables quand il s'agit de déterminer, chez un même individu, dans les mêmes conditions, une modification du taux de graisse. Ces indications sont bien utiles pour ceux et celles qui souhaitent mincir grâce au sport.

Vous perdez de la graisse et vous prenez du muscle !

En effet, lorsque vous débutez une activité physique, vous perdez de la graisse mais vous prenez aussi du muscle. Une balance traditionnelle ne voit pas la différence ! Grâce au pèse-personne à impédancemétrie vous ne perdez pas courage ! Même si votre poids diminue peu pendant quelques semaines, le temps que vous construisiez votre masse musculaire, votre taux de graisse chute plus nettement !

• Exemple :

Sarah pèse 62 kilos et son taux de graisse est de 30 % quand elle décide de modifier ses habitudes alimentaires et commence son programme d'activité physique. Après un mois, elle pèse 61 kilos et son taux de graisse est de 27 %.

Elle a initialement 62 × 0,3 = 18,5 kilos de graisses.
Désormais, elle a 61 × 0,27 = 16,5 kilos de graisses.

Son poids n'est descendu que d'un seul kilogramme sur la balance mais en réalité, elle a perdu 2 kilos de graisses ! Son pèse-personne à impédancemétrie peut lui indiquer et ses amis lui confirmer que sa silhouette est plus fine.

Vous préservez votre masse musculaire

Si vous tentez de maigrir sans faire de sport, en suivant un régime déséquilibré, votre corps n'hésite pas à brûler votre masse musculaire pour trouver l'énergie et les substances nécessaires à sa survie. Votre silhouette se dégrade et vous consommez moins d'énergie à entretenir ce précieux tissu. Vous ne tardez pas à reprendre le poids de muscle perdu… sous forme de graisse !

À l'inverse, si vous suivez les conseils de cet ouvrage, vous pourrez mincir sans détruire votre muscle ! Votre pèse-personne à impédancemétrie vous le confirmera.

• Exemple :

Si le poids de Thierry passe en 1 mois de 70 à 68 kilos, si son taux de graisse diminue de 18 à 15 %, il peut être satisfait !

En effet, il a perdu 3 % de son poids en graisse, soit 0,03 × 70 = 2,1 kilos. Voilà qui représente la totalité de son amincissement ! Il a maigri doucement mais sûrement en préservant sa masse musculaire ! Il a modifié intelligemment et durablement son alimentation et il a entretenu ses muscles à l'aide d'une activité physique bien conçue.

La pince à « plis cutanés » : c'est le top !

Au cours des consultations spécialisées et lors des bilans alimentaires, les médecins du sport et les diététiciennes utilisent une « pince à plis cutanés ». Les études montrent que cette technique est particulièrement fiable si elle est réalisée par un opérateur entraîné. La pince est plus sophistiquée qu'il n'apparaît, elle permet de déterminer l'épaisseur du tissu graisseux situé sous la peau en conservant une pression constante. En effectuant cette mesure à plusieurs endroits bien définis du corps, l'épaisseur totale des plis obtenue est parfaitement corrélée au taux de tissu adipeux de l'organisme.

Voici un des éléments qui vous indiquent qu'il est possible d'aller au-delà des bons conseils prodigués dans cet ouvrage. Ainsi, un programme d'activité physique personnalisé, précédé d'un bilan médical adapté, constitue une excellente prise en charge. Si vous l'associez à une consultation diététique source de recommandations nutritionnelles individualisées, c'est l'idéal.

CHAPITRE 2

Quand faire du sport pour mincir ?

À quels moments de la vie risque-t-on de prendre du poids ? Quelles sont les périodes de l'existence où l'activité physique se révèle encore plus efficace pour rester mince ?

Mesdames, voici vos périodes préoccupantes !

➤ *Les kilos puberté*

Si la *puberté* est l'occasion d'une prise de poids, elle s'inscrit dans le cadre d'une maturation morphologique normale. La jeune fille prend des rondeurs et la graisse galbe ses hanches… rien de plus naturel ! Cependant, au cours de cette étape physiologique, le corps se montre plus apte à stocker de la graisse. Une alimentation déstructurée et le manque d'activité risquent de faire basculer vers l'embonpoint. Alors, continuez le sport ! N'abandonnez pas sous prétexte que les études deviennent plus prenantes. Sans travailler plus, apprenez à mieux travailler. Voilà qui vous dégagera du temps pour faire de l'exercice et sortir avec vos amis !

➤ *Les kilos pilule*

Lorsque vous décidez de prendre la pilule, l'imprégnation hormonale qui en résulte peut provoquer une prise de poids. C'est comme une puberté accentuée ! Saisissez l'occasion de prendre soin de vous : alimentation équilibrée et pratique sportive sont vraiment les bienvenues. D'autant que, vous le savez, une activité physique bien choisie permet de stimuler le retour veineux. Voilà qui réduit le risque de jambes lourdes parfois favorisé par la pilule.

➤ *Les kilos grossesse*

Au cours des deux premiers trimestres de votre *grossesse*, votre corps doit stocker l'énergie nécessaire pour mener à bien la croissance du fœtus et l'allaitement. Si vous ne faites pas un minimum d'exercice, vous vous exposez à accumuler trop de graisse, vous risquez de garder quelques kilos séquellaires après l'accouchement. En l'absence de grossesse à risque, votre gynécologue vous confirmera probablement tout l'intérêt d'une activité physique d'entretien. Le plus souvent, il est possible de poursuivre le sport que vous pratiquiez avant d'être enceinte pendant plusieurs mois. Réduisez la durée et l'intensité. Évitez d'avoir trop chaud, cela incommode le bébé. Arrêtez de faire des abdominaux à la fin du premier trimestre. Les sports incluant de la course et des sauts ne sont pas les plus indiqués. Ils favorisent les souffrances de la colonne vertébrale puisque le bas du dos se cambre quand le bébé grossit. L'excès de souplesse provoqué par l'imprégnation hormonale peut accroître le risque d'entorse de cheville ou de genou. Bien sûr, la natation, l'aquagym restent les sports les plus adaptés. Des cours de gym douce pour femmes enceintes existent dans de nombreux clubs. Le cardiotraining en salle et le vélo d'appartement peuvent être longtemps poursuivis. Prenez soin de bien ventiler les locaux et de boire régulièrement. Au grand air, allez faire de la bicyclette et baladez-vous en marchant. Les sports techniques avec risque de chute sont déconseillés. À moins que votre niveau ne vous permette de pratiquer tranquillement en toute sécurité et pour votre... plus grand plaisir. Vous êtes une excellente cavalière, vous pouvez monter sur un cheval calme et sympathique. Évitez les allures vives et le saut d'obstacle. Vous êtes une championne de ski, continuez à descendre doucement des pistes faciles. Marielle Goitschel a skié jusqu'à la veille de son accouchement. Cependant, la plongée est formellement contre-indiquée dès le début de la grossesse. En restant active alors que vous êtes enceinte, votre prise de poids restera raisonnable et votre gynécologue sera satisfait. Les études montrent que les futures mamans qui font de l'exercice bénéficient d'un accouchement plus aisé, gardent un meilleur moral et reprennent plus aisément et plus rapidement leur poids antérieur.

➤ *Les kilos ménopause*

À la ménopause, vous cessez de sécréter vos hormones sexuelles. Votre organisme est désormais moins stimulé et vous brûlez moins d'énergie pour assurer son entretien. L'emplacement des rondeurs perd sa spécificité féminine, la graisse ne s'accumule plus sur les hanches mais plutôt sur le ventre. Pour limiter la prise de bourrelets disgracieux, l'exercice est vivement conseillé. De surcroît le sport a démontré son utilité pour réduire le risque de maladie cardio-vasculaire et d'ostéoporose chez la femme d'âge mûr. Un bilan médical confirmera votre aptitude et sera l'occasion de précieux conseils.

Messieurs, voici vos périodes à risque !

Bien évidemment ce passage concerne aussi toutes celles qui, par amour… ou par fierté, souhaitent prendre soin de la ligne de celui qui les accompagne au quotidien !

➤ *Les kilos de l'embourgeoisement et l'arrêt du sport de compétition*

Le plus souvent la maturité s'installe insidieusement. Généralement, l'activité sportive cesse brutalement. Le cocon familial prend le relais du club de foot. Les soirées au coin du feu et les petits plats amoureusement mijotés remplacent les entraînements entre amis. Le travail s'intensifie et empiète sur le temps autrefois consacré à l'exercice physique. Parfois même, il est l'occasion de repas d'affaires un peu trop copieux. Messieurs, attention, l'arrêt du sport de compétition et des matchs entre copains ne doit pas vous faire sombrer dans la sédentarité. Si tel était le cas, vous prendriez du poids très rapidement et vos mauvaises habitudes quotidiennes vous installeraient définitivement dans l'embonpoint. Il est indispensable de poursuivre une activité physique d'entretien : footing, vélo, cardiotraining, gym ou musculation. Dans la rue, à la maison ou dans la salle voisine, à l'heure qui vous convient, vous pouvez garder la forme et la ligne très efficacement.

Vous pensez que toutes ces activités sont des sports de femme ! Eh bien, prenez exemple sur votre compagne ! Elle sait prendre soin d'elle. Elle apprécie les mets équilibrés ou légers. Au sein d'un agenda particulièrement dense, elle cumule sa profession, son métier de maman et sa pratique sportive régulière. Pourtant, c'est vous qui avez besoin de faire de l'exercice pour prévenir les maladies cardio-vasculaires. Pourtant, c'est vous qui revendiquez un minimum de condition physique pour vous adonner soudainement à des vacances sportives ! Alors, si vous pensez ne pas avoir le temps, prenez-le ! Bougez tous les jours et faites du sport trois fois par semaine pour rester mince. Voilà qui vous aidera à assumer sans encombre un match de foot entre copains si l'occasion se présente. Et n'oubliez pas de faire un bilan médical complet avant de reprendre le sport surtout après 40 ans.

➤ *Les kilos andropause*

Les hommes ne semblent pas épargnés par le déclin des sécrétions hormonales. Chez eux, la production de ces substances survient très sournoisement à partir de 35 ans, pour s'accentuer vers 50 ans. Cependant, elle ne cesse jamais complètement. Voilà qui peut en partie justifier la perte de masse musculaire au profit du tissu graisseux. Bien évidemment la réduction d'activité physique, fréquente à cette période de la vie, participe tout autant à ce changement morphologique. Heureusement le sport vous fait consommer de l'énergie. Pratiqué de façon adaptée, vous le savez, il stimule la sécrétion des hormones sexuelles et des substances de croissance. Passez voir votre médecin du sport afin qu'il réalise le bilan cardio-vasculaire nécessaire puis renouez avec l'exercice physique régulier. Ainsi, vous lutterez plus efficacement contre le temps qui tente de vous éroder.

L'enfance est aussi une période à risque !

Les cellules stockant la graisse, les adipocytes, se multiplient aisément au cours de la petite enfance. Cette faculté persiste jusqu'à l'adolescence puis s'estompe progressivement. Si le nombre d'adipocytes augmente inconsidérément, l'enfant restera prédisposé à engranger de la graisse. Tout au long de sa vie, il devra lutter pour ne pas remplir les nombreux réservoirs prêts à l'emploi.

C'est à cette période de l'existence que se construisent les habitudes nutritionnelles et sportives. L'enfant doit apprendre à équilibrer et à structurer son alimentation. Il lui faut découvrir l'éventail des saveurs. De cette manière, il appréciera une alimentation variée et diversifiée au plus grand bénéfice de sa ligne et de sa santé.

Le manque d'activité physique dans l'enfance favorise incontestablement la survenue d'une obésité. De nombreuses études ont été réalisées sur le sujet. En effet, la prévention et le traitement du surpoids de l'enfant et de l'adolescent constituent une réelle préoccupation de santé publique dans les pays occidentaux. La plus médiatisée fut réalisée par le très sérieux « National Health and Nutrition studies ». Elle montre que la surcharge pondérale des enfants s'accroît parallèlement au temps passé devant la télévision et les jeux vidéo. Cette carence de mouvements s'y révélait plus influente que l'excès de calories.

Il faut que les enfants fassent de l'exercice pour ne pas engranger la graisse et pour acquérir le goût de l'effort physique. Attention cependant à la compétition permanente. Une activité sportive stimulante doit rester ludique. Un match peut constituer une motivation à condition que l'enjeu ne soit pas trop stressant et que la préparation ne soit pas épuisante ! Attention également aux agendas de ministre. Entre l'école, les cours de piano et le sport intensif, l'enfant risque de ne jamais se poser ! Pourtant, il faut garder du temps pour s'ennuyer ! Voilà qui stimule la créativité ! Les enfants doivent également faire du sport pour profiter des aptitudes de leur cerveau à créer de nouveaux schémas moteurs. Ils apprennent facilement à pratiquer de multiples activités. C'est ainsi qu'ils varient les plaisirs et prennent du bonheur à bouger !

Si nos enfants aiment faire de l'exercice, s'ils savent pratiquer de nombreux sports, ils pourront plus aisément devenir des adultes sportifs, minces et en bonne santé.

Sport intensif et anorexie

➤ *Une étrange ressemblance*

Il est étonnant de constater que le profil psychologique et morphologique des jeunes filles souffrant d'anorexie ressemble étrangement à celui de certaines sportives ! Le plus souvent ces dernières pratiquent des disciplines où la maigreur est considérée comme une caractéristique esthétique ; ce peut être la danse, le patinage ou la gymnastique. Parfois, elles font du jogging ou du fitness à outrance. Dans ce cas, le sport est un moyen permettant de tendre vers un idéal de minceur toujours plus inaccessible.

Ces sportives s'infligent des régimes draconiens pour maigrir. Les anorexiques s'imposent des programmes sportifs de commando pour perdre le peu de tissu adipeux qui leur reste ! Toutes ces femmes sont hyperactives, souvent intellectuellement brillantes. Les hommes ne représentent que 20 % de cette population en souffrance.

➤ *Une multitude de dangers !*

Ces jeunes femmes risquent fort de présenter des carences nutritionnelles. Elles sont souvent victimes de blessures : tendinites, fractures de fatigue. Le manque de graisse féminine sur les hanches, le stress psychologique et physique qui accompagne ces comportements empêchent très souvent la production des hormones sexuelles. La puberté est retardée ou les cycles menstruels s'arrêtent. Nos malheureuses sportives sont frappées d'une véritable ménopause précoce. Leurs os souffrent d'ostéoporose, ils se fragilisent et peuvent se briser pour un traumatisme anodin, pourquoi pas en faisant du sport ! Il est probable que les artères du cœur ne bénéficient plus de protection, elles pourraient s'obstruer plus rapidement. La peau devient moins souple et les muqueuses se dessèchent.

L'accumulation des contraintes nutritionnelles et sportives épuise la résistance du psychisme. Ce tableau s'inscrit dans un contexte de dévalorisation permanente. Nos sportives ne sont jamais satisfaites de leur image corporelle. Elles se trouvent toujours « trop grosses » et l'idéal morphologique ne pourra jamais être atteint. Voilà qui s'apparente aux conduites autodestructrices propres aux dépressions graves. Les perturbations du fonctionnement de l'organisme provoquées par les profondes carences peuvent mener au décès. À moins que notre sportive ne tente de se suicider !

➤ *Soyez vigilants*

Les parents et l'encadrement se doivent d'être extrêmement vigilants. La prudence s'impose quant aux conseils nutritionnels. À l'adolescence, c'est la santé et le bien-être qui doivent les justifier. Jamais il ne faudra énoncer des propos dévalorisants au sujet de la morphologie de notre sportive. Il faut protéger cette jeune fille d'un entraîneur qui tenterait d'imposer trop de minceur à son équipe ! Lorsque vous suspectez l'apparition du couple destructeur « hyperactivité sportive-anorexie », une prise en charge multidisciplinaire est indiquée. Psychologues et nutritionnistes tenteront de réconcilier notre athlète avec elle-même. Cette fois, quelques kilos supplémentaires seront les bienvenus et ouvriront la route de la confiance et du succès !

Souvenez-vous !

Au cours de certaines périodes clés de votre vie, le sport est essentiel pour garder la ligne :

— Dès l'enfance pour éviter la multiplication des cellules graisseuses et prendre goût au mouvement.

— À la puberté et lorsque vous prenez la pilule, pour limiter les « rondeurs féminines ».

— Pendant et après la grossesse pour maîtriser et éliminer le stock de graisse.

— À la maturité pour réduire les méfaits de l'« embourgeoisement ».

— À la ménopause pour ne pas prendre trop de ventre.

CHAPITRE 3

Le sport est efficace pour mincir : c'est démontré !

La sédentarité favorise plus l'embonpoint que les excès alimentaires !

Le pouvoir du sport pour mincir est parfois remis en question. Pourtant, les recherches épidémiologiques sont implacables. L'activité physique est le principal facteur de prévention contre la surcharge pondérale. Une étude menée depuis 1952 en Grande-Bretagne montre que les courbes d'accroissement de l'obésité sont rigoureusement superposables à celles de l'équipement des ménages en voiture, en machine à laver et en téléviseur. Or, au cours de la même période, l'apport calorique moyen des Anglais n'a pas augmenté !

Nous avons déjà évoqué l'étude réalisée en 1999 pour le « National Health and Nutrition Studies ». Elle met en évidence que le poids des enfants est corrélé au nombre d'heures passées chaque jour devant le petit écran. Cette oisiveté physique apparaît même plus influente que la ration énergétique. Au-delà de l'inactivité induite et du grignotage éventuellement associé, on a mis en évidence que ce temps de loisir immobile empiétait souvent sur les activités sportives.

L'activité physique limite le risque de surpoids

Au-delà des constatations épidémiologiques évoquant les méfaits de la sédentarité pour le poids, il existe des études qui montrent les bénéfices de l'activité physique pour maigrir ! En septembre 2003, le très sérieux *Journal of the American Medical Association* publiait un article riche d'enseignements. Il relatait les résultats d'une recherche menée au centre de management du poids et de l'activité physique à l'Université de Pittsburgh par le Dr Jakicic. En proposant à des obèses de marcher 30 minutes par jour et en réduisant simplement leurs portions alimentaires de 20 %, nos sédentaires repentis parvenaient à maigrir de 7 kilos. S'ils doublaient la durée de leur promenade quotidienne, ils perdaient 3 kilos supplémentaires. Voilà qui est très intéressant car les conclusions sont multiples et concrètes. Une méthode simple se montre efficace : bouger et diminuer légèrement les quantités fait mincir. La perte de poids augmente avec la durée de l'activité physique !

Vous êtes convaincu, l'oisiveté est un facteur d'embonpoint ! C'est pourquoi les pouvoirs publics vous invectivent : « Bougez-vous la santé », « Marchez activement 30 minutes par jour ». N'hésitez pas à vous soumettre aux consignes gouvernementales, c'est bien ! C'est un bon début ! C'est un passage obligé ! Mais, progressivement, je vous invite à faire « plus » et « mieux » ! Après avoir effectué un bilan médical, faites du sport ! Pour vous en persuader, voici quelques études qui mettent en exergue que, pour maigrir, le sport plus intensif et une activité physique plus soutenue se montrent encore plus efficaces.

Les études le prouvent

Le sport est efficace pour mincir…

… formulation importante car il y a une différence entre « sport » et « activité physique ».

Sazaki et son équipe de chercheurs japonais ont proposé un véritable entraînement sportif à des individus en surcharge pondérale. Les résultats furent impressionnants ! Tous avaient perdu entre 25 % et 55 % de leur tissu graisseux. Certains analystes scientifiques évoquent l'effet inhibiteur de l'appétit des exercices intenses. D'autres suggèrent que la culture nippone laisse à penser que les candidats ont effectué leur programme de façon particulièrement rigoureuse ! Qu'importe, c'est comme cela qu'il faut faire ! Voilà qui donne plus de fiabilité à l'étude ! Voilà qui vous encourage à vous y mettre consciencieusement. Gutin a mené une étude voisine mais a constaté que les sujets reprenaient la graisse perdue quand ils arrêtaient de s'entraîner ! C'est vrai ! Faire du sport fait maigrir, mais devenir sportif permet de rester mince ! Voilà qui démontre plus nettement encore le pouvoir d'une pratique sportive régulière, assidue, inscrite dans un nouveau mode de vie !

En 2003, dans un article paru dans *Obesity Review*, Saris et ses collaborateurs font le point sur le niveau d'activité physique requis pour prévenir et traiter la surcharge pondérale. En conclusion, pour perdre du poids, il faut bouger deux fois plus que pour « rester en forme ». Il est donc nécessaire de marcher au moins 1 heure par jour. On peut aussi brûler une quantité équivalente de calories en faisant du sport ! En effet, se promener peut paraître plus pratique que d'aller s'entraîner dans une salle ou un stade loin de chez soi après avoir laborieusement enfilé une panoplie de sportif ! Cependant, la durée imposée rend le conseil plus difficilement applicable au quotidien ! En marchant activement jusqu'à votre travail, encombré d'une lourde sacoche ou d'un ordinateur portable, engoncé dans un costume ou un tailleur, vous risquez le lumbago ! Au mieux, les auréoles de sueur apparues sous vos aisselles et les fermentations bactériennes induites encourageront vos proches collaborateurs à faire preuve d'esprit de synthèse lors des réunions inutiles. Le Pr Jean-Michel Oppert travaille dans le service de nutrition à l'Hôtel-Dieu de Paris. Il rappelle qu'en l'absence de contre-indication le sport permet d'obtenir une dépense énergétique comparable en deux à trois fois moins de temps ! De surcroît, vous apprendrez prochainement que le sport recèle bien d'autres pouvoirs amincissants que la simple combustion de calories au cours de l'effort !

Optimisez vos bonnes résolutions !

Vous êtes convaincu ! La sédentarité fait grossir ! L'activité physique aide à maigrir ! Le sport est encore plus efficace pour mincir ! Alors marchez, montez les escaliers, bricolez, jardinez, faites le ménage ! Mais n'oubliez pas le footing, le vélo, la natation, la gym d'entretien, la musculation, voire la danse, le tennis ou le football ! Je vous le répète : les pratiques sportives font mincir bien au-delà de la dépense calorique enregistrée pendant l'exercice. En variant et en intensifiant quelque peu les disciplines, on induit des réactions chimiques musculaires en période de repos. Pour réparer et pour entretenir votre musculature, vous dépensez beaucoup d'énergie entre les séances… assis dans votre fauteuil ! De surcroît, en augmentant un peu le volume de vos muscles, la graisse qui les recouvre prend un plus joli galbe.

Enfin, les sports sollicitant votre coordination et votre maintien embellissent votre silhouette et vous donnent plus d'allure. *Dans cet ouvrage, vous apprendrez à vous concocter le programme sportif le plus efficace pour mincir ! Vous pourrez choisir le cocktail d'activités le plus adapté à vos goûts et à votre emploi du temps !*

N'oubliez pas que le sport et l'amélioration des comportements alimentaires doivent s'associer pour augmenter leur pouvoir amincissant. C'est vrai dans un sens comme dans l'autre. Les « régimes » ne se révèlent pas très actifs à long terme en l'absence d'activité physique. La perte de poids est toujours plus importante quand le sportif parvient à modifier quelque peu la façon dont il se nourrit. De plus, quand on fait du sport, inutile de s'affamer pour mincir ! Il suffit de modérer et d'équilibrer son alimentation pour perdre durablement du poids ! *En lisant ce livre, vous découvrirez des conseils alimentaires simples et des suggestions de menus. Sans provoquer ni souffrance ni frustration, ils vous accompagneront dans votre perte de poids favorisée essentiellement par le sport !*

Vous l'avez compris, si vous arrêtez le sport vous risquez de reprendre les kilos perdus ! Voilà qui plaide en faveur du sport ! Bouger se montre si efficient qu'en mettant un terme à vos entraînements… vous récidivez ! Aussi, retenez que, pour maigrir et rester mince, il faut faire du sport puis devenir sportif ! C'est en s'intégrant à un nouveau mode de vie que l'activité physique fonde son incontestable efficacité à long terme. Une pratique sportive assidue et régulière vous stabilise à un poids inférieur à celui que vous connaissiez quand vous étiez sédentaire ! C'est le « pondérostat » ! Ainsi, votre organisme devient plus indulgent. Vous voilà autorisé à de petits écarts alimentaires sans que votre balance ne vous en tienne rancune ! *Au fil de ces pages, vous verrez comment faire entrer le sport dans votre vie quotidienne. Vous découvrirez comment faire du sport puis devenir sportif. Vous comprendrez que c'est le meilleur moyen de maigrir et de rester mince !*

Souvenez-vous !

La sédentarité est la principale cause d'obésité : c'est démontré.

Le manque d'activité physique favorise plus l'embonpoint que les excès alimentaires. Alors, marchez, montez les escaliers, bricolez, jardinez ou… faites le ménage ! C'est un bon début !

Le sport est plus efficace que l'activité physique pour maigrir : c'est démontré.

Les programmes d'entraînement intensif permettent des réductions notables du taux de graisse. Des études le montrent, des mécanismes chimiques l'expliquent !

Faire du sport et améliorer son alimentation : c'est le cocktail idéal pour maigrir !

En pratiquant le sport et en modifiant un peu son alimentation, on mincit plus vite et pour longtemps. Il devient inutile de s'affamer ou de se carencer !

Faire du sport permet de maigrir ! Devenir sportif permet de rester mince !

Pour mincir et stabiliser son poids, il est indispensable que le sport s'intègre à la vie quotidienne.

CHAPITRE 4

Pourquoi le sport est-il efficace pour mincir ?

Si je souhaitais vous briser le moral et faire de vous des sédentaires, je pourrais vous affirmer que courir une heure brûle environ 500 calories, soit une tartelette aux pommes. Si je voulais vous décourager, je me ferais un malin plaisir d'ajouter qu'un kilo de tissu graisseux stocke à peu près 7 000 calories et que, pour le voir disparaître, il est mathématiquement nécessaire de courir pendant... 14 heures !

Heureusement, le corps humain n'est pas une calculette. Aussi quelques explications sont-elles nécessaires pour vous motiver. En apprenant quels sont les mécanismes qui permettent à l'organisme de consumer plus de graisse, nous en déduirons quel peut être le programme sportif le plus efficace pour être bien dans sa ligne !

Sachez dès à présent que l'activité physique provoque une dépense d'énergie tout au long de l'effort mais également au repos ! L'exercice contribue à modeler votre silhouette. Il vous aide à réguler votre appétit et vous motive pour modifier vos habitudes alimentaires. Enfin, ses bienfaits sur le moral vous aident à tenir le coup en période de « régime » !

Les petits ruisseaux font les grandes rivières !

C'est vrai, lorsqu'on observe le coût énergétique d'une séance de footing, on peut être déçu. Cependant, vous le savez, le sport doit prendre place dans votre hygiène de vie et s'inscrire dans la durée. Alors, même s'il faut mathématiquement marcher 65 heures pour brûler 1 kilo de graisse, la méthode se montre particulièrement efficace !

Rien qu'en marchant 1 heure chaque jour, vous faites disparaître 10 kilos de tissu adipeux en un an ! Si vous effectuez trois fois 45 minutes de jogging par semaine, vous faites « fondre » 8 kilos de graisse dans l'année. Renoncez à ces habitudes et vous sombrez rapidement dans l'obésité ! En considérant exclusivement les calories dépensées pendant l'exercice, vous remarquez qu'un mode de vie actif se révèle tout aussi efficace qu'une pratique physique régulière. Néanmoins, le sport se montre encore plus actif grâce à ses nombreux modes d'action !

En faisant du sport, vous attaquez toujours les graisses !

Vous entendrez parfois : « Oh là, là, il faut faire beaucoup d'exercice pour puiser dans les graisses ! Au cours des premières 45 minutes d'effort, le muscle utilise ses réserves en sucre et vous ne maigrissez pas ! Il est indispensable de s'épuiser à la tâche pour escompter le moindre résultat ! » N'écoutez pas les sirènes de l'oisiveté, elles profiteraient de votre crédulité pour vous faire sombrer dans les abîmes de l'obésité !

Bien sûr, un brin de vérité vient soutenir ces propos tendancieux et corrupteurs. Plus l'effort est long, plus la proportion de graisse ou « lipides » consommée augmente, plus celle des sucres musculaires, appelés glycogène, diminue ! Initialement, les fibres musculaires utilisent pour se contracter l'énergie disponible sur place, à l'intérieur du muscle, le « glycogène ». Peu à peu, ce stock de sucre diminue. Parallèlement, les hormones stimulantes, la fameuse adrénaline et ses cousines les catécholamines, diffusent dans l'organisme. Elles finissent par mobiliser les lipides mis en réserve loin des muscles, dans les cellules graisseuses nommées « adipocytes ».

• Exemple :

En courant à 10 km/h, en relative aisance respiratoire,

– un jogger consomme environ 30 % de graisse lors de son footing de 30 minutes ;
– un marathonien brûle environ 60 % de graisse lors de la troisième heure de course.

➤ *Un effort de faible intensité favorise la combustion des graisses*

Une confusion entre « effort prolongé » et « effort peu intense » a contribué à faire la promotion des activités physiques de longue durée pour brûler les graisses. Voilà qui vous a peut-être découragé… alors je vais vous rassurer !

Quand vos muscles sont sollicités nettement en dessous de leur capacité, ils sont aptes à utiliser plus de graisse. En effet, 1 gramme de lipide fournit deux fois plus d'énergie que 1 gramme de glycogène. Vos muscles ont besoin de beaucoup plus d'oxygène pour consommer la matière grasse. Dans ces conditions, votre organisme évite d'employer des graisses lorsqu'il manque d'oxygène. Plus vous êtes essoufflé, moins vous consommez de graisse et plus vous brûlez des sucres ! On pourrait alors affirmer : « Plus c'est dur, moins c'est efficace pour mincir ! »

• Exemple :
  - En marchant vous consommez environ 45 % de graisse.
  - En trottinant, vous consommez environ 35 % de graisse.
  - En courant « à la limite de l'essoufflement » vous consommez environ 25 % de graisse.

Comme les efforts prolongés doivent être peu intenses pour être poursuivis, on affirme abusivement qu'ils sont les seuls à permettre la combustion des graisses. En fait, tous les exercices de faible intensité brûlent beaucoup les lipides.

Alors, bien sûr, les longues randonnées ou balades à vélo de plus de 2 à 3 heures restent particulièrement efficaces pour mincir ! Pour autant, il ne faut pas hésiter à réaliser des activités de courte durée et de faible intensité… et à les renouveler fréquemment. Ainsi, marcher chaque jour, 5 minutes ici, 10 minutes là, arpenter les couloirs du métro, monter les escaliers à la maison ou au bureau ou passer l'aspirateur se révèlent finalement bien utiles. Une vie quotidienne active est toujours indispensable. Mais vos footings de 30 minutes sont toujours les bienvenus, qu'ils soient réalisés en aisance respiratoire ou même au voisinage de l'essoufflement !

➤ *Brûler du sucre évite de stocker des graisses*

Qu'importe si vous consommez plus de sucre que de graisse au cours d'un effort de 30 minutes ! Le muscle vidé de ces réserves est impatient de les reconstituer. En digérant votre repas suivant, les produits sucrés et les féculents ingérés viendront reconstituer votre stock de glycogène musculaire. Ils ne se transformeront pas en graisse ! Attention, si vous mangez trop gras, ce phénomène chimique ne pourra pas vous venir en aide !

Les masses musculaires sollicitées au cours d'une activité physique restent particulièrement demandeuses de sucre au cours des 48 heures qui suivent l'entraînement. Voilà encore une bonne raison pour effectuer trois séances par semainc.

➤ *Entraînez-vous régulièrement, vous brûlerez plus de graisse !*

Avec l'habitude de l'exercice votre organisme prend soin d'économiser ses réserves de sucre. Votre corps sait qu'il faut toujours conserver un minimum de glycogène pour permettre un meilleur fonctionnement du muscle. Alors vos masses musculaires se spécialisent dans les efforts d'endurance et apprennent à utiliser plus de graisse ! Simultanément, vos capacités cardiaques s'améliorent. Pour vous, l'intensité de l'effort devient plus modérée : en courant à la même vitesse, vous utilisez une proportion plus importante de graisse ! Alors, persévérez, faites du sport régulièrement, le cercle vertueux commence à tourner !

➤ *Entraînez-vous à jeun, vous brûlerez plus de graisse*

Le matin avant le petit déjeuner, l'ambiance hormonale est à la libération d'énergie ! Voilà de nombreuses heures que l'organisme n'a pas été alimenté. Les réserves sont mises à contribution, les graisses sont plus aisément mobilisables ! Alors, avalez un café très peu sucré et partez faire un petit footing ! Pour éviter la défaillance, il est conseillé de ne pas dépasser 30 à 45 minutes. De toute façon, dans ces conditions hormonales, vous consommez près de 60 % de lipides… comme si vous couriez depuis 2 heures ! Attention, cependant, à l'hypoglycémie. Le sucre stocké dans le foie a été diminué au cours de la nuit. Il a été utilisé pour conserver un taux de glucose constant dans le sang malgré la demande énergétique de tous les organes en cours de récupération. L'effort risque d'épuiser le peu de réserves restantes. Si vous échappez au malaise, vous risquez d'avoir très faim après l'effort… et de manger trop copieusement. Dommage ! La solution : ne pas oublier de prendre un peu de « sucres lents » lors du dîner de la veille. Nous y reviendrons.

➤ *Nager tranquillement consomme plus de graisse que marcher !*

Si vous renouez avec le sport, si vous êtes en surcharge pondérale, la natation ou l'aquagym sont des sports parfaitement adaptés. Premièrement, il s'agit d'activités portées au cours desquelles le poids n'agresse pas les articulations. Deuxièmement, l'eau fraîche provoque une déperdition de chaleur vingt-cinq fois plus rapidement que l'air froid. Si la température de l'eau est inférieure à 32 degrés et que votre activité physique reste modeste, votre corps dépense aussi de l'énergie pour se réchauffer. Néanmoins, la graisse située sous la peau fait office d'isolant et réduit le phénomène. Plus vous perdrez du poids, plus la méthode se montrera efficace.

Si vous êtes un vrai nageur en bonne condition physique, votre activité produit suffisamment de chaleur pour compenser les pertes occasionnées par le milieu aquatique. Tout au plus l'eau contribue-t-elle à vous éviter d'entrer en surchauffe. On peut avoir chaud et transpirer dans l'eau !

D'ailleurs, la température des piscines doit permettre à l'organisme de conserver une température autour de 37 degrés malgré la production de chaleur inhérente à l'effort. Pour cela, elle avoisine habituellement 26 degrés. Cela n'empêche pas les nageurs de compétition de s'hydrater régulièrement à l'entraînement pour combler les pertes sudorales. Dans ce cas, si vous êtes un pratiquant de longue date, la natation n'utilise pas plus de graisse que les sports terrestres.

En vous reposant, vous continuez à brûler des graisses !

Loin des comptes d'apothicaire autour de la dépense énergétique pendant l'effort, sachez que le sportif consomme plus de calories au repos que le sédentaire ! Ce n'est pas négligeable, c'est essentiel ! C'est motivant et ça mérite quelques explications !

➤ *Le muscle reste actif même au repos*

Le muscle est un tissu noble chimiquement très actif. L'entretien des fibres contractiles et des usines énergétiques consomme beaucoup d'énergie. Ce phénomène représente une part non négligeable du « métabolisme de base » responsable des dépenses énergétiques de l'organisme au repos. L'état de contraction minimal du muscle appelé « tonus » nécessite aussi pas mal de calories. Comme il s'agit d'un effort de faible intensité, il utilise particulièrement les lipides !

Ainsi les hommes, traditionnellement plus musclés que les femmes, dépensent-ils plus d'énergie à ne rien faire ! Ce constat justifie qu'un sédentaire de sexe masculin brûle chaque jour 2 500 calories alors qu'une femme n'a besoin que de 2 000 calories. Malgré son oisiveté, la nature lui autorise l'équivalent d'une part de gâteau au chocolat supplémentaire !

Voilà pourquoi les sportifs et les sportives, plus musclés, consomment plus de graisse même en se reposant. Dans ces conditions vous comprenez pourquoi il faut associer aux efforts d'endurance des disciplines privilégiant le renforcement musculaire. Ce peut être la musculation mais aussi la gym d'entretien et le fitness. Mesdames, pour bénéficier des bienfaits de ce processus, nul besoin de devenir un colosse. Ces activités pratiquées avec des charges légères et avec modération suffisent. Ces pratiques contribuent même à affiner votre silhouette.

C'est de cette manière aussi que les scientifiques expliquent l'inefficacité, voire la dangerosité, des régimes anarchiques. En se restreignant brutalement, en n'apportant pas assez de protéines, en ne pratiquant pas suffisamment d'activité physique, l'organisme ne parvient pas à entretenir ses muscles. Pire encore, l'énergie manquant pour le fonctionnement du corps est puisée dans la structure musculaire. À l'issue du régime, notre victime a perdu du poids… particulièrement aux dépens des muscles. Elle dépense moins d'énergie au repos. Comme ces méthodes fantaisistes n'apprennent pas à renouer avec une alimentation adéquate, elle reprend le poids qu'elle a perdu et plus encore… C'est l'effet « yo-yo » ! Vous comprenez alors pourquoi, au cours d'un régime bien conçu, le sport se révèle essentiel ! Il contribue à préserver votre masse musculaire et donc votre « métabolisme basal ». De cette façon, vous continuerez à dépenser autant, voire plus, d'énergie à ne rien faire après votre régime. Vous ne reprendrez pas le poids perdu. D'autant que vous aurez appris à savourer une alimentation équilibrée et que vous aurez pris goût à une activité physique régulière !

➤ *Le muscle du sportif continue à travailler après l'effort*

Le sport impose de réparer le moteur musculaire

En effectuant un exercice physique vous sollicitez vos muscles. Quelques fibres musculaires microscopiques se déchirent toujours au cours de l'effort. Parfois, après l'entraînement trop intense, vous percevez ces destructions tissulaires : ce sont les courbatures. Les lésions musculaires sont bien plus importantes lorsque le muscle freine le mouvement. Quand vous descendez une pente en montagne, vous sentez vos cuisses qui vous font souffrir. À chaque pas, votre poids provoque une légère flexion de genou alors que vos muscles tentent de ralentir et de contrôler le geste. Votre puissant quadriceps se contracte dans un sens alors que l'articulation le tracte dans l'autre ! Les fibres microscopiques sont dilacérées et ne tardent pas à céder. La course à pied n'est en fait qu'une succession de petits sauts. Chaque foulée impose une réception au cours de laquelle les contraintes musculaires de freinage déchirent quelques fibres. Les courbatures sont fréquentes chez le jogger occasionnel. À l'inverse, lors du pédalage, pas d'impulsion, pas de réception. Les muscles ne sont pas contraints à freiner le mouvement. Au contraire, quand la cuisse se contracte, le genou suit le mouvement et le membre inférieur se tend pour appuyer sur la pédale. Les fibres musculaires sont moins agressées. Les courbatures sont moins fréquentes à vélo ; les entraînements de cyclisme peuvent durer plus longtemps que ceux effectués en courant.

Quelle que soit l'ampleur des dégâts, le muscle doit se réparer. Par réaction, pour résister à une nouvelle agression mécanique, il reconstruit même plus de fibres. C'est ainsi que les muscles prennent du volume. Cette reconstruction impose d'importantes dépenses énergétiques. Il s'agit de synthèses protidiques particulièrement complexes nécessitant de nombreuses étapes chimiques consommatrices de graisses.

Le sport oblige le moteur musculaire à tourner… même au repos

LE MUSCLE DOIT PAYER SES DETTES

À l'issue d'un bon entraînement, vous êtes essoufflé. Les masses musculaires manquent encore d'oxygène. Les muscles respiratoires continuent à travailler pour permettre la poursuite des échanges gazeux dans les poumons. Ils brûlent des calories.

Au cours de l'effort intense, l'oxygène n'est pas parvenu en quantité suffisante au muscle pour assurer la production d'énergie. Des « produits de combustion incomplète » envahissent et intoxiquent le muscle. Ces substances, comme « l'acide lactique », doivent être neutralisées et éliminées. Voilà encore des réactions chimiques consommatrices de calories.

Vous devez payer votre dette en oxygène en fin de séance. Au cours des 5 à 10 dernières minutes de votre entraînement, vous réduisez peu à peu l'intensité de votre effort. Voilà qui évite la survenue de malaise favorisée par l'arrêt brusque de l'activité. Au cours de cette période, votre rythme respiratoire se ralentit progressivement et retrouve sa fréquence de repos. Lors de cette ultime étape, vous cumulez la dépense énergétique de votre exercice décroissant et celle engendrée par le paiement de votre dette. Grâce à ce

« retour au calme », vous éliminez les résidus acides provenant de votre effort, vous poursuivez sans difficulté votre journée, vous récupérez plus aisément en vue de votre prochain entraînement prévu demain ou après-demain !

IL FAUT LAISSER REFROIDIR LE MOTEUR

Lorsque vous coupez le contact de votre voiture, vous entendez parfois son ventilateur continuer à tourner. Votre organisme fonctionne de la même façon. Après l'effort, il se doit d'évacuer la chaleur accumulée. Voilà qui occasionne une dépense énergétique supplémentaire.

Quand vous courez, vous soulevez votre corps à chaque foulée. Lorsque vous pédalez, vous luttez contre le vent et les frictions de votre vélo. En faisant de la musculation vous hissez des poids. En pratiquant un sport, vous effectuez un travail mécanique ! Alors, sachez qu'en réalité votre dépense énergétique est quatre fois plus importante ! Les trois quarts des calories investies partent en chaleur. De nombreuses réactions chimiques sont nécessaires pour transformer les réserves de sucre ou de graisse en contraction musculaire. Au cours de chacune d'elles une part de l'énergie transférée réchauffe la cellule musculaire. À chaque mouvement, les frottements des muscles, des tendons et des articulations augmentent la température du corps.

Pour refroidir votre organisme après l'effort, votre cœur continue à battre plus rapidement. Ainsi, il amène le sang des profondeurs musculaires jusqu'à la peau. Le muscle réchauffe le sang. Ce dernier, propulsé vers la périphérie du corps, traverse les vaisseaux sous-cutanés. Au contact de l'air ambiant, il se refroidit, et l'excès de chaleur est évacué. Ce surcroît d'activité cardio-vasculaire peut se prolonger au moins 1 heure après l'entraînement.

LES CYCLES FUTILES PRENNENT DE L'IMPORTANCE

Dans les suites de l'exercice, votre moteur musculaire continue à tourner au ralenti. Avant un entraînement, vous anticipez. Sous l'effet des hormones stimulantes, votre corps commence la combustion des réserves énergétiques tout comme une formule 1 brûle de l'essence en vrombissant sur la ligne de départ. Au cours de « cycles futiles », le sucre est partiellement brûlé puis se reconstitue. Cette reconstruction provoque une dépense calorique non négligeable ! À première vue, ces processus chimiques ne servent à rien puisque la substance initialement détruite se reforme. En réalité, les « cycles futiles » sont très utiles. Grâce à eux, le muscle « échauffe et entretient ses réactions chimiques », il peut commencer ou reprendre son effort plus aisément. Ainsi, l'organisme reste en état d'alerte plusieurs heures avant et après la séance. Le physiologiste Newsholme a estimé qu'en multipliant les épreuves qualificatives tout au long d'un meeting un sprinteur dilapide environ 350 calories rien qu'en faisant tourner ses « cycles futiles ».

Après l'effort, les « cycles futiles » dilapideurs de calories fonctionnent d'autant plus que l'exercice a été intense. Celles et ceux qui ont bénéficié d'un contrôle médical consciencieux confirmant leur aptitude sans réserve au sport peuvent finir leur footing par une accélération progressive. En amenant, de temps à autre, leur fréquence cardiaque au voisinage du maximum, ils emballent les processus chimiques pour un moment et continuent à brûler des graisses au repos.

Quelle est l'importance de cette dépense énergétique de repos ?

Les études montrent que la dépense énergétique de repos d'un sportif assidu est 5 à 10 % plus élevée que celle d'un sédentaire. À ne rien faire, l'individu actif physiquement brûle quotidiennement environ 150 calories supplémentaires. Allongé sur son canapé, en récupérant, en réparant et en entretenant ses muscles, le pratiquant régulier consomme 55 000 calories par an ! Voilà qui représente 7 kilos de tissus adipeux ! Rappelez-vous, chaque année, tout au long de vos trois footings hebdomadaires de 45 minutes vous brûlez l'équivalent de 8 kilos de graisses. L'accroissement du métabolisme de repos engendré par l'exercice apparaît presque aussi efficace pour votre ligne que la dépense énergétique directement induite par l'activité. Alors, il semblerait que faire du sport régulièrement évite de prendre 15 kilos par an !

Le sport stimule la sécrétion des hormones « anabolisantes »

Pendant l'effort votre corps libère dans le sang des hormones qui contribuent à la construction de votre organisme et tout particulièrement de vos muscles. On parle d'hormones « anabolisantes ». Ces substances favorisent le remodelage harmonieux de votre corps. Parallèlement, elles activent la combustion des graisses en imposant une grosse dépense d'énergie pour synthétiser les fibres musculaires.

➤ *Le sport favorise la production de nombreuses hormones*

Les hormones sexuelles sont sécrétées par les testicules et les ovaires. Il s'agit principalement de la testostérone pour l'homme et de l'œstrogène pour la femme. Au cours d'une activité physique, la concentration de ces substances augmente.

La célèbre DHEA ressemble étrangement aux hormones mâles. Elle est sécrétée chez les individus de sexes masculin et féminin par de petites glandes situées au-dessus des reins, les surrénales. Certains marchands de bonheur vous proposent d'acheter des gélules de DHEA pour pallier la diminution insidieuse de production qui survient à partir de 35 ans. Mieux vaut faire un peu de sport pour stimuler la production naturelle de cette substance !

Chez l'adulte, l'hormone de croissance ne permet plus de grandir mais elle stimule l'entretien des tissus et le développement musculaire. Son taux diminue considérablement après 25 ans mais il augmente nettement grâce au sport.

Tout se passe comme si votre corps réagissait face à l'agression mécanique provoquée par les exercices. En effet, quand vous courez, votre squelette subit des vibrations qui abîment la trame osseuse microscopique. Lorsque vous faites de la musculation, vos muscles sont victimes de microdéchirures. En réaction, pour favoriser la réparation de ces petites lésions, vous produisez ces hormones « anabolisantes ».

➤ *Ne vous épuisez pas à l'entraînement !*

À l'issue d'un footing de 45 minutes effectué sans essoufflement, votre taux de testostérone a augmenté. Il reste au-dessus des normes pendant 15 à 20 minutes. Au cours d'un marathon, vous stimulez tellement la sécrétion de cette hormone que vous videz vos testicules ! Rapidement, la concentration diminue puis s'effondre ! À l'arrivée et dans les jours qui suivent, votre corps baigne dans une ambiance hormonale qui ne favorise pas du tout la reconstruction d'un corps harmonieux ! La femme semble résister un peu mieux au stress de l'activité physique intensive.

Cependant, chez elle aussi, l'excès de sport provoque un épuisement hormonal.

Vous le savez, si les entraînements trop durs se poursuivent, vous ne parvenez plus à récupérer un taux d'hormone sexuelle suffisant. Les femmes voient leur cycle devenir irrégulier puis disparaître : c'est l'aménorrhée, véritable ménopause précoce, tout particulièrement toxique pour le cœur et les os ! Bien sûr, l'homme aussi souffre de cette carence hormonale. Mais, en l'absence de signe d'alerte évident, la dégradation corporelle est plus insidieuse et souvent plus profonde au moment du diagnostic. La prudence et la modération s'imposent si vous souhaitez mincir et rester en bonne santé !

➤ *Variez les sports !*

Plus que l'endurance, le renforcement musculaire stimule la production des hormones sexuelles. La concentration de ces substances augmente considérablement pendant les séances de musculation. Elle peut rester élevée pendant plusieurs jours après l'entraînement ! Ainsi, conformément à l'inconscient collectif, un homme mince et musclé a probablement plus d'hormone mâle dans le sang qu'un freluquet grassouillet !

Les séances de course incluant quelques accélérations provoquent un accroissement beaucoup plus significatif du taux de l'hormone de croissance qu'un jogging réalisé à allure continue. Il est possible de reproduire ces variations de rythme en pratiquant d'autres sport comme le football ou le tennis.

Encore une fois, vous constatez qu'il faut diversifier les sports pour bénéficier de tous les bienfaits minceur de l'activité physique ! Alors : nagez, pédalez, courez, faites de la gym ou de la musculation, jouez au rugby ou au squash.

Ainsi, vous activerez toutes vos sécrétions hormonales ; vous construirez du muscle et vous brûlerez des graisses !

Souvenez-vous !
Faire du sport est efficace pour *maigrir* car :
• Vous brûlez des calories pendant l'effort
— Tout au long de l'année, au cours de trois séances hebdomadaires, vous consumez *5 à 10 kilos de graisse par an.*
— *Toutes les activités physiques* brûlent ou réduisent le stockage de graisse.
• Vous brûlez des calories au repos !
— *Plus vous êtes entraîné*, plus votre corps est apte à utiliser les graisses.
— *Récupérer* et *réparer* son corps après chaque séance consomme de la graisse.
— *Entretenir* sa masse musculaire dépense beaucoup de calories.
— Cette dépense énergétique de repos supplémentaire représente environ *7 kilos de graisses par an.*
• En vous entraînant trois fois par semaine vous brûlez chaque année l'équivalent de 10 à 15 kilos de graisses !

Le sport permet de mincir en modelant la silhouette

Si maigrir correspond à une perte de poids, mincir consiste à affiner sa silhouette. Malheureusement, dans ce domaine, le sport ne possède pas l'ensemble des vertus couramment admises. En revanche, il recèle bien des avantages que vous ignorez probablement. Voici quelques explications qui vous guideront vers un programme réellement efficace !

➤ *Comment le sport affine-t-il votre silhouette ?*

Halte aux idées reçues

Madame, ce n'est pas en musclant intensément vos fessiers que la cellulite des hanches s'évapore.
Monsieur, ce n'est pas en entraînant comme un forcené vos abdominaux que vous verrez disparaître la graisse du ventre ! La sensation de brûlure ressentie dans un muscle qui se travaille intensément ne provoque pas la fusion de la matière grasse posée dessus ! Vos abdominaux ou vos fessiers ne sont pas des poêles à frire, votre petite bouée adipeuse n'est pas une motte de beurre.

Le muscle ne brûle pas la graisse qui le recouvre !

Certains moniteurs affirment que réaliser des « abdos fessiers » fait fondre la graisse des hanches. Simultanément, ils vantent les mérites du travail des pectoraux pour soutenir et valoriser votre poitrine ! Cohérence et esprit de synthèse semblent leur faire défaut ! Si entraîner un muscle provoque la disparition de la graisse le recouvrant, ils devraient, au contraire, vous prévenir : « Attention, le renforcement des pectoraux fait fondre vos seins comme neige au soleil ! »

La graisse utilisée par les abdominaux pour réaliser un exercice et surtout pour s'entretenir au repos provient de tout le corps. Regardez les bras des marathoniens de haut niveau, ils sont tout maigres. Ceux-ci n'entraînent que leurs jambes et ne renforcent jamais leurs membres supérieurs. Les cuisses et les mollets sollicités prélèvent de la graisse sur tout le haut du corps ! Il n'existe pas de petits vaisseaux sanguins rejoignant les muscles et le pannicule adipeux qui le recouvre !

Le sport lutte contre la cellulite

LA CELLULITE, QU'EST-CE QUE C'EST ?

La cellulite est constituée par de multiples grappes de cellules adipeuses ou « adipocytes ». Chacun de ces nodules graisseux est entouré d'un épais tissu fibreux gonflé d'œdème. Si vous prenez du poids, vos adipocytes accumulent la graisse et prennent du volume. En périphérie, le réseau fibreux reste inextensible. Ces amas de graisses gonflés, entourés d'anneaux rétractés, confèrent à la cellulite son aspect « peau d'orange » si caractéristique.

La gangue rigide et l'accumulation de graisse perturbent la vascularisation des cellules adipeuses. Le sang y circule plus difficilement. Il devient de plus en plus difficile de libérer les acides gras stockés. La stagnation sanguine à cet endroit favorise la rétention d'eau dans l'épaisseur du tissu sous-cutané. Ce liquide péricellulaire ne tarde pas à s'organiser et à densifier le réseau fibreux. Voilà qui aggrave encore l'emprisonnement des graisses.

Vous comprenez désormais pourquoi il est si difficile de voir disparaître la cellulite ! Le résultat risque d'être décevant même si vous associez l'exercice physique et les régimes alimentaires. Mesdames, vous ne maigrissez jamais d'où vous voulez. Vous faites brûler vos graisses au feu de l'exercice physique, vous jetez un œil draconien au moindre assaisonnement qui englue votre salade : vos joues se creusent, votre poitrine se fait plus discrète, mais vos hanches continuent à trôner sur le fauteuil !

C'est ainsi que sont apparues de multiples méthodes destinées à favoriser l'amincissement localisé. Aucune n'est parvenue à supplanter ses concurrentes. Alors comme d'habitude, le nombre des techniques proposées n'a d'égal que le doute de l'efficacité de chacune d'elles. Les « bermudas Sudisette », les « crèmes de soins », la « mésothérapie », les « massages manuels ou mécaniques » ne sont pas la panacée. Même les « abdos fessiers » restent un mythe à la gloire du sport !

Si ces « graisses cellulitiques » sont plus spécifiquement féminines, c'est que leur usage s'avère typiquement féminin. L'organisme les protège pour les consacrer à leur fonction : fournir le surcroît d'énergie nécessaire au dernier trimestre de la grossesse et à l'allaitement. Cctte dernière périodc, d'ailleurs, se révèle la plus efficace pour obtenir un amaigrissement « localisé ». Alors comment faire si « nourrice » n'est pas votre profession ?

QUE PENSER DES « SUDISETTE »?

Le sang traverse difficilement les zones fibreuses cellulitiques, les vaisseaux ont même tendance à se fermer. L'altération du flux sanguin perturbe la mobilisation des graisses stockées localement. La température de la peau en regard de la cellulite est nettement inférieure à celle retrouvée au contact de la peau située à un autre endroit. Aussi, stimuler l'ouverture des petits vaisseaux sous-cutanés appelés capillaires pourrait peut-être vous aider à perdre un peu de cellulite.

Le « bermuda Sudisette » bloque l'évacuation de la chaleur et l'évaporation de la sueur. L'accroissement de la transpiration n'est pas synonyme d'amaigrissement. Mais l'augmentation de la température locale favorise l'ouverture des petits vaisseaux qui tentent vainement de libérer vers l'extérieur la chaleur accumulée. De la même façon, lorsque vous avez chaud, votre visage rougit par dilatation des capillaires de la face. En théorie ce phénomène améliore la vascularisation locale de la peau et des couches adipeuses les plus superficielles. Il favoriserait la mobilisation des graisses cellulitiques. Sans croire au miracle, choisissez plutôt un bermuda en Néoprène, la matière utilisée pour les tenues de plongée. Évitez ceux ayant la texture de « coupe-vent ». Leurs élastiques à la taille et à mi-cuisse serrent les vaisseaux sanguins et perturbent le drainage local ; c'est l'inverse de l'effet recherché !

QUE PENSER DES CRÈMES DE SOINS ?

Les crèmes de soins contiennent le plus souvent de la caféine, des produits « fibrolytiques » et drainants. La première substance tente de stimuler localement la libération des graisses. Les deuxièmes essaient de dégrader quelque peu le tissu de soutien qui enserre les vaisseaux et piège les graisses. Les troisièmes favorisent l'évacuation de l'œdème qui épaissit la cellulite. Ces molécules pénètrent difficilement dans la peau et ne peuvent traverser l'ensemble du pannicule adipeux. Néanmoins, la recherche menée dans ce domaine par les puissants laboratoires de cosmétique commence à porter ses fruits.

En effet, les magazines de consommateurs ont réalisé des études indépendantes depuis 1992. Chaque fois le verdict était sans appel : « Ces produits ne sont d'aucune efficacité pour affiner les jambes. Seuls intérêts, ils sentent bons et permettent de perdre quelques calories grâce au massage énergique conseillé pour l'application. Inconvénient majeur : ils coûtent cher ! » En mai 2004, *60 Millions de consommateurs* résume bien l'évolution technologique de ces crèmes grâce au titre de son article : « Enfin ça marche ! ». En pratique deux produits se détachent nettement et obtiennent le pouvoir d'amincissement maximal : Perfect Slim de L'Oréal et Concentré lissant chrono-actif d'Elancyl.

Bien que démontrés, les résultats restent modestes. Il semble que le périmètre de cuisse puisse diminuer de 1 à 2 centimètres après 14 jours d'utilisation. Surtout, c'est la superficie cutanée qui est modifiée avec une réduction de l'aspect granuleux et « peau d'orange ». Quoi qu'il en soit, vous avez compris qu'au mieux ces crèmes permettent de faire passer la graisse des adipocytes vers la circulation sanguine. Pour éviter un nouveau stockage, il vous reste à brûler les acides gras libérés grâce à une activité physique régulière !

QUE PENSER DE LA MÉSOTHÉRAPIE ?

La mésothérapie consiste à injecter dans l'épaisseur de la peau des substances actives. Dans le domaine de l'amincissement localisé, les médecins administrent des enzymes et des produits censés détruire la gangue fibreuse de la cellulite et mobiliser les réserves adipeuses. Les principes actifs choisis peuvent aussi ouvrir les vaisseaux pour favoriser l'évacuation des graisses et résorber l'œdème. Vous comprenez pourquoi la mésothérapie ne parvient pas à s'attaquer à la cellulite située en profondeur. Avec cette méthode aussi, on constate une diminution de l'aspect « peau d'orange » des couches les plus superficielles. Là encore, vous imaginez bien qu'après avoir libéré ces acides gras c'est l'activité physique qui favorise au mieux leur combustion.

QUE PENSER DU MASSAGE MANUEL ?

Le massage favorise la pénétration des crèmes de soins. Certains médecins provocateurs prétendent que la dépense énergétique déployée lors de l'automassage est l'unique bienfait de ces pommades contre la cellulite. Plus sérieusement, « massages » et « crèmes de soins » s'associent avantageusement. De surcroît, le pétrissage manuel aide la peau à conserver une certaine élasticité. Alors que vous êtes en train de mincir, il réduirait le risque de vergetures et de bourrelets cutanés.

QUE PENSER DU DRAINAGE LYMPHATIQUE MANUEL ?

Le drainage lymphatique manuel ou DLM pratiqué par un kinésithérapeute bien formé stimule la résorption de l'œdème. Vous le savez, ce dernier participe au durcissement de la gangue fibreuse et à l'emprisonnement des graisses. En drainant la cellulite cette technique limite la rétention d'eau et favorise l'évacuation des graisses.

QUE PENSER DES MASSAGES MÉCANIQUES ?

L'endermologie regroupe différentes techniques de palper-rouler automatisées. Elles sont pratiquées par de nombreux kinésithérapeutes. Ces appareils sophistiqués tentent de favoriser la libération de la graisse en mobilisant vigoureusement le tissu adipeux. Ils aspirent la cellulite, l'étirent, la roulent, l'écrasent et brisent l'architecture fibreuse qui enserre les cellules graisseuses. Les études montrent une certaine efficacité : les acides gras sont libérés… à vous de les brûler !

LE SPORT : UN COMPLÉMENT INDISPENSABLE

L'activité physique brûle les graisses

Comme vous l'avez compris, tous ces artifices permettent tout au plus la libération des graisses, mais ne provoquent en rien leur combustion. Ils doivent être impérativement associés à une activité physique ! Souvenez-vous, l'exercice provoque une dépense énergétique globale. Pour plus d'efficacité, il est préférable de varier les disciplines. Les sports d'endurance brûlent des graisses au cours de l'effort. La musculation consomme des calories entre les séances pour entretenir une masse musculaire plus importante. Mais rappelez-vous que les exercices de renforcement ne permettent pas d'amincissement en regard du muscle sollicité. Pour « localiser » au maximum la perte de graisse, la médecine n'a rien de miraculeux à vous proposer. Alors, vous pouvez tenter le « massage mécanique » associé aux « crèmes de soins » avant votre entraînement et le « bermuda Sudisette » pendant le sport. Voilà qui est moins contraignant et moins coûteux que la chirurgie esthétique !

Transpirer ne fait pas maigrir

La sueur n'est pas de la graisse qui fond ! C'est de l'eau ! Après une abondante suée d'origine sportive, la balance vous annonce une bonne nouvelle, un kilo de moins !... en une seule séance ! Mais le résultat est bien éphémère : vous avez perdu de l'eau ! Et, pour votre survie, il est indispensable de boire. Fort heureusement, vous reprendrez rapidement votre kilo perdu.

Les glandes sudoripares sécrètent de la sueur pour refroidir votre organisme. Mais attention, ce n'est pas la production de transpiration qui rafraîchit votre corps mais son évaporation. En effet, pour se transformer en vapeur et sécher, la sueur utilise la chaleur de votre peau et l'évacue.

Transpirer ne suffit pas à éviter la surchauffe

Si vous portez un « coupe-vent imperméable », la sueur que vous sécrétez ne peut pas s'évaporer et vous ne parvenez pas à vous refroidir. Votre température corporelle augmente. En réponse, vous produisez encore plus de transpiration ! Bien sûr cette réaction est inefficace et nuisible. Au mieux vous serez dans l'obligation d'interrompre prématurément votre séance. Au pire, vous risquez la déshydratation et le malaise ! Vous comprenez pourquoi il est inutile et dangereux d'envelopper tout votre corps de vêtements imperméables si vous voulez maigrir !

Le « bermuda Sudisette », lui, augmente la température locale sans perturber le refroidissement du reste de l'organisme. Seuls les vaisseaux sanguins situés dans la peau des hanches, non loin des graisses cellulitiques, s'ouvrent pour tenter de transporter la chaleur vers l'extérieur du corps. Il n'y a pas de risque de déshydratation.

Le sport diminue les œdèmes source de cellulite

Vous le savez, la cellulite est entourée dans un réseau fibreux et baigne dans l'œdème. Le sang s'écoule difficilement dans les petits vaisseaux enserrés par le tissu de soutien. Il stagne, et la pression augmente à l'intérieur des capillaires. L'eau présente dans le sang finit par passer à travers la paroi des vaisseaux. Elle ne tarde pas à entourer les cellules graisseuses.

Une activité physique bien menée favorise le retour veineux et lymphatique, nous y reviendrons. De larges mouvements respiratoires, l'alternance contraction/décontraction des masses musculaires pompent le sang vers le cœur. En marchant, à chaque pas, vous écrasez votre voûte plantaire, le sang contenu dans cette véritable éponge tissulaire est projeté vers le haut et ne stagne plus dans les jambes. En nageant, pour améliorer le drainage des membres inférieurs, vous choisissez la pression de l'eau et la position horizontale.

Le sport réduit le stress facteur de cellulite

Pour de nombreux scientifiques, le stress favorise la constitution de la cellulite. Lorsque le cerveau est agressé, les sécrétions hormonales régularisant le fonctionnement des ovaires sont perturbées. Parfois les cycles deviennent irréguliers ou s'allongent. Plus rarement les cycles et l'ovulation disparaissent. Toutes ces altérations fonctionnelles s'associent à une baisse de la production de la progestérone alors que celle des œstrogènes persiste plus longtemps. Cette dernière hormone a tendance à stimuler la rétention d'eau alors que la première est plutôt diurétique. Ainsi, ce déséquilibre endocrinien induit par le stress favorise la formation d'œdème notamment des tissus cellulitiques.

Les cellules graisseuses sont directement sous l'influence des hormones du stress. Ces dernières sont appelées catécholamines, la plus connue d'entre elles se nomme l'adrénaline. En cas de danger, le corps doit s'adapter, il faut fuir ou combattre. Pour fournir de l'énergie aux muscles, les catécholamines libèrent les acides gras stockés dans les adipocytes. Voilà qui pourrait paraître intéressant pour voir disparaître la culotte de cheval. Malheureusement, contrairement aux autres adipocytes, ceux de la cellulite ne réagissent que partiellement à cette stimulation. La nature a placé sur les cellules adipeuses de la cellulite des récepteurs supplémentaires, les récepteurs alpha. En accueillant les catécholamines, ces derniers transmettent à la cellule l'ordre de stocker des graisses ! Tout se passe comme si l'organisme préservait ses graisses spécifiquement féminines pour une mission spécifiquement féminine ! Lors des activités stressantes, les graisses de réserve sont mises à contribution. À l'inverse, la cellulite ne se mobilise totalement qu'au cours du troisième trimestre de la grossesse et pendant l'allaitement !

Pour augmenter la pression sanguine, les catécholamines ont tendance à fermer les petits vaisseaux sanguins ne menant pas aux muscles en action… notamment ceux situés sous la peau. Cette action perturbe probablement la disponibilité des graisses cellulitiques. Le stress modifie les comportements alimentaires. Il induit parfois des mécanismes de compensation, facteurs d'accroissement de l'apport calorique.

Bien sûr, le sport constitue un stress physiologique ! Mais il reste ponctuel. Il est source de détente tout au long de la journée ! Vous avez entendu parler des fameuses endorphines. Ces hormones du bien-être sont sécrétées pendant l'activité physique mais leur effet persiste longtemps après l'effort. Vous savez qu'une sportive entraînée voit sa fréquence cardiaque de repos diminuée. Voilà qui caractérise la réduction des sécrétions de catécholamines. Tout se passe comme si le système nerveux cherchait à optimiser la récupération de l'organisme. En vous aidant à maîtriser le stress chronique, le sport contribue sûrement à limiter le stockage insidieux des graisses cellulitiques.

Le sport vous aide à accepter votre cellulite

Votre pratique assidue vous a redonné confiance en vous. Ce ne sont pas quelques coussinets adipeux récalcitrants, incrustés dans vos hanches qui vont altérer fondamentalement votre image. Comme ceux qui vous entourent et qui vous apprécient, vous avez perçu que ce n'était pas là l'essentiel !

De plus, sachez que votre *design* féminin si apprécié est inhérent à l'enveloppe adipeuse répartie autour des hanches. Elle est présente en prévision de la grossesse et de l'allaitement. Elle fait partie des « caractères sexuels », elle est utile pour différencier l'apparence des deux sexes et séduire le partenaire. Bref, de ce léger pannicule dépend la survie de l'espèce... Alors ne luttez pas désespérément pour le voir disparaître complètement !

Mieux encore, il en va de votre santé. Ce tissu adipeux participe à la production des fameuses hormones qui protègent vos artères et vos os. Les « normes médiatiques » s'étalant dans les magazines sont sans rapport avec les critères de bonne santé. En consultation, je vois de nombreuses sportives polarisées sur leur poids et inquiètes. Alors, pour éviter des régimes anarchiques et inutiles, j'aime à calculer leur poids idéal… pour la santé ! Elles sont souvent heureusement surprises ! Vous le serez sûrement en vous référant à « l'indice de masse corporelle » proposé au début de ce livre !

Le sport modifie la répartition de la graisse

Une étude réalisée avec des femmes pédalant d'une seule jambe pendant 5 semaines montre des résultats un peu plus optimistes. À l'issue de ce protocole, l'épaisseur des

Hommes/femmes : encore des inégalités !

Les études scientifiques sont intraitables et sexistes ! Elles montrent que, pour le même type d'activité physique, les femmes maigrissent plus lentement que les hommes. Pire encore, elles ont plus de difficultés à mincir en regard des « zones cibles ». Avant de s'affiner au niveau des hanches, elles vont creuser leurs joues et perdre des seins ! Il faut encore y voir une influence de la génétique. Les disettes et les transhumances imposées aux femmes tout au long de notre évolution ont permis à la future maman de s'entraîner à préserver les « graisses sexuelles » destinées à mener à bien la grossesse et l'allaitement !
Ne vous découragez pas pour autant ! Utilisez les quelques astuces proposées dans cet ouvrage pour tenter de « localiser » votre amincissement. Donnez un plus joli galbe à votre silhouette en prenant un peu de relief musculaire afin que votre tissu adipeux épouse des muscles plus « toniques ». Enfin, n'oubliez pas d'assumer vos rondeurs féminines, elles ont capté les regards masculins depuis des millénaires !

tissus adipeux sur le membre inférieur actif avait été réduite de 1 à 3 centimètres ! La quantité de graisse était identique mais répartie de façon différente en moulant des muscles plus volumineux.

Alors faites des abdos et des fessiers, faites de la musculation, vous ne brûlerez pas spécialement les graisses du ventre ou des hanches mais celles de l'organisme tout entier ! Votre tissu adipeux sous-cutané épousera plus finement votre masse musculaire. Grâce au sport vous pouvez affiner et modeler votre silhouette.

SPORTIVES, CHOUCHOUTEZ VOTRE POITRINE !

S'il est difficile de voir disparaître la cellulite des hanches grâce au sport, les seins ont tendance à mincir beaucoup plus aisément ! Dommage ! Alors, si le sport sculpte la silhouette, peut-il contribuer à valoriser votre poitrine ? Comment la préserver au maximum des cahots de l'exercice ?

Le sport peut-il redresser la poitrine ?

En dehors des périodes d'allaitement, le sein est essentiellement composé de graisse. En profondeur, il est uniquement posé sur les muscles pectoraux. En superficie et à sa face supérieure, il est soutenu par des muscles particulièrement minces, les peauciers du cou. Vous savez désormais que travailler les pectoraux ne permet pas de redresser les seins ! Tout au plus, des muscles dont le volume est augmenté donnent l'apparence d'une poitrine légèrement plus opulente. En fait c'est en renforçant les muscles peauciers du cou que vous agissez plus directement sur le soutien de la poitrine. Ces muscles graciles sont peu puissants et leur efficacité esthétique reste limitée. Ils passent sous la peau du cou et joignent le menton au thorax. Vous les contractez en amenant la commissure des lèvres vers l'arrière. Par chance, ce rictus peut ressembler à celui que vous exprimez quand vous soulevez des haltères. Alors, pour ne pas vexer votre professeur, travaillez le soutien de votre poitrine en renforçant vos pectoraux… mais n'oubliez pas de grimacer dans l'effort !

Choisissez bien votre soutien-gorge

Le soutien-gorge traditionnel n'apporte pas le maintien nécessaire. Les secousses dont sont victimes les seins malmènent le tissu graisseux et le réseau glandulaire. La distension du tissu de soutien qui en résulte finit par provoquer un affaissement de la poitrine. Le Pr Creff a montré que ces soubresauts peuvent activer la sécrétion de l'hormone stimulant la production de lait : la prolactine. Il en résulte un écoulement lacté par le mamelon et un arrêt des règles !

Si le soutien-gorge est baleiné, il se révèle également nuisible. En cas de choc, l'armature peut blesser le sein. Lors des mouvements répétitifs, l'axe métallique cisaille la base du sein et brise insidieusement le tissu fibreux de soutien. Voilà qui accélère l'effondrement de la poitrine !

En pratique, choisissez un soutien-gorge conçu pour le sport. Même si une ravissante *tenniswoman* de haut niveau a prêté son corps sublime à la promotion de ce type de produit, il ne s'agit pas que d'une entreprise de marketing. Le soutien prévu pour l'activité physique ne présente pas d'armature métallique mais de larges renforts élastiques se croisant à l'avant de la poitrine. Les vastes bretelles sont stables et ne tombent pas sur les épaules. Parfois, elles se croisent dans le dos à la manière d'un débardeur pour dégager les omoplates et favoriser le mouvement des bras.

Le soutien-gorge de sport s'enfile comme un tee-shirt ou se fixe à l'aide d'une fermeture située en avant, entre les deux seins. Rares sont les modèles qui permettent un réglage, mais l'élasticité du produit assure le plus souvent une bonne stabilité. Attention cependant ! Sous prétexte d'opter pour un maximum de stabilité, ne choisissez pas un modèle trop serré. Il risquerait de vous gêner pour respirer ou pour bouger les membres supérieurs.

Même le bonnet est extensible pour contribuer au maintien et permettre plus de confort. Le tissu est souvent « respirant » et laisse la sueur s'évaporer. Parfois, il est traité « antibactérien » pour réduire le risque de prolifération microbienne favorisé par l'humidité. Les coutures sont de préférence plates ou cachées afin d'éviter les frottements et les irritations.

Profitez de votre décolleté

Enfin, sachez que le tissu de soutien de la poitrine, comme tout organe du corps, réagit bien aux contraintes modérées. Lorsque les stimulations ne sont pas des agressions, il se renforce comme un muscle soumis à un léger programme d'entraînement. Aussi certains gynécologues préconisent-ils de ne pas porter de soutien-gorge de temps à autre. Toute nature, à la maison, dans un petit chemisier ou de façon plus sophistiquée, en soirée, dans une élégante robe au dos nu, savourez et profitez à 100 % de votre jolie silhouette sculptée par le sport !

Le sport affine vos jambes en favorisant le retour veineux

L'exercice physique bien conduit améliore nettement le retour veineux. Mais attention ! Certaines activités sportives abîment les veines ! Pour vous aider dans votre pratique voici quelques explications.

POURQUOI A-T-ON LES JAMBES LOURDES ?

Le sang est propulsé par le cœur. Pour traverser les organes et les tissus du corps, il rejoint de très petits vaisseaux dans lesquels il ralentit pour favoriser les échanges chimiques. Après avoir gagné les jambes, il aura beaucoup de difficultés pour remonter jusqu'au cœur. Il stagne dans les veines et les dilate parfois jusqu'à provoquer des varices. L'eau contenue dans le sang finit par franchir la paroi des petits vaisseaux, diffuse sous la peau et ne tarde pas à faire gonfler les jambes. L'accroissement de pression dans les tissus provoque une gêne, voire des douleurs typiques des jambes lourdes.

COMMENT LE SPORT PARVIENT-IL À DIMINUER LES JAMBES LOURDES ?

L'exercice physique facilite le retour veineux de trois façons. L'alternance de contractions et de décontractions des masses musculaires situées dans les jambes pompe le sang et le pousse vers le cœur. L'accroissement des mouvements respiratoires crée des variations de pression dans le thorax qui aspire le sang vers la poitrine. À chaque pas, les grosses veines présentes dans la voûte plantaire sont écrasées, le sang contenu est éjecté.

POURQUOI CERTAINS SPORTS FAVORISERAIENT-ILS LES JAMBES LOURDES ?

Le sport peut perturber le retour veineux en imposant des contractions musculaires puissantes et prolongées, en obligeant à des blocages respiratoires ou encore en nécessitant des accroupissements qui coudent les veines. L'haltérophilie cumule tous ces méfaits mais la musculation et les sports de combat sont aussi déconseillés. Certaines activités comme le football sont à l'origine de chocs directs sur les jambes qui abîment les veines. En cas de varices, il est préférable de porter des chaussettes de contention pour faire du sport et d'éviter la course à pied qui ébranle les parois veineuses.

QUELS SPORTS CHOISIR POUR VRAIMENT RÉDUIRE LES JAMBES LOURDES ?

La natation est le sport idéal. Elle associe de surcroît la pression et la fraîcheur de l'eau, la position horizontale et l'absence totale de traumatisme. La marche est facile à pratiquer et très bénéfique. On peut conseiller aussi : l'aquagym bien sûr, le vélo contre une faible résistance en tournant rapidement les jambes, le cardiotraining en salle en prenant soin de ne pas trop plier les jambes sur le rameur, la gym d'entretien ou les cours collectifs en douceur et en aisance respiratoire. Après le sport, il est bon de prendre une douche fraîche en massant les jambes de la cheville vers la hanche puis de se reposer les jambes surélevées.

Souvenez-vous !
• Faire du sport est efficace pour aider à *mincir* :
— Il sculpte votre silhouette en donnant un *galbe musculaire* plus harmonieux.
— Il élance votre silhouette en vous enseignant un plus beau *maintien corporel.*
— Il affine votre silhouette en participant à la *lutte contre la cellulite.*
— Il galbe vos jambes en améliorant le *retour veineux.*
• Faire du sport est efficace pour être bien dans sa ligne car :
— Il vous aide à *maigrir* en brûlant des graisses.
— Il vous aide à *mincir* en prenant soin de votre silhouette.

➤ *Comment le sport vous donne-t-il une silhouette plus élancée ?*

Le sport ne tonifie pas vos muscles

Aldo Maccione déambulant sur la plage contracte ses abdominaux pour rentrer son ventre. Ce schéma moteur n'est pas induit pas un renforcement musculaire, c'est un acte volontaire et conscient : il faut y penser ! De plus, le résultat n'est pas convaincant et manque particulièrement d'esthétique ! Dans cette position, c'est la partie inférieure des abdominaux qui est la plus raccourcie. La masse graisseuse et le tube digestif remontent et font une boule juste sous le thorax… personne n'est dupe !

À l'inverse, après quelques mois de pratique physique assidue, vous voilà propriétaire d'une belle plaque de choco-

Halte aux idées reçues

Monsieur, le renforcement des « abdominaux » ne permet pas d'avoir le ventre plat !

Madame, travailler ses « obliques » n'affine pas la taille !

Le tonus musculaire est la contraction basale du muscle au repos. Il s'accroît, par exemple, pour maintenir une articulation douloureuse. Quand vous souffrez d'un lumbago, pour protéger la colonne de mouvements intempestifs, les muscles du dos sont « tonifiés ». Si une pratique sportive régulière permettait une tonification musculaire, vous termineriez l'entraînement tout raide et tout tordu !

lat abdominale. Mais son état de contraction continue à répondre aux grands principes de la physiologie ! Soyons honnêtes. Vous achevez le repas de communion du petit cousin par un second chou à la crème descendu tout droit de la pièce montée. Votre paroi abdominale se relâche, et votre ventre gonfle. En phase de digestion, votre système nerveux demande à vos muscles abdominaux de réduire leur tonus pour laisser place à cette trop abondante nourriture. Activité sportive régulière ou pas, il vous faut discrètement desserrer d'un cran votre ceinture ! Les superbes sprinteuses d'origine africaine gardent le dos cambré ! Leurs muscles abdominaux, pourtant particulièrement forts, restent en position longue et le bas de la colonne vertébrale se creuse. Là encore, il s'agit d'une posture naturelle programmée par le système nerveux de nos sportives !

L'amélioration du « tonus » grâce à la musculation trouve probablement son origine dans le monde du culturisme. Un muscle contracté se raccourcit, se met en boule et apparaît plus épais. Les body-builders prennent des « pauses » en contractant leurs muscles pour valoriser leur morphologie. Grâce à une activité régulière et variée, vos muscles sont légèrement plus volumineux. On pourrait alors penser à un état de contraction permanent ! Il n'en est rien.

Le terme « tonification » tient aussi à sa connotation psychologique. En pleine connaissance de cause, vous pouvez utiliser la métaphore. Elle s'applique bien au bénéfice d'une pratique assidue régulière telle qu'elle vous est expliquée dans cet ouvrage. Grâce à vos entraînements réguliers, vous assumez plus aisément les contraintes physiques inhérentes à la vie quotidienne. Vous avez de la marge… pour rester actif, pour en faire plus que les autres… vous êtes « tonique » !

Il valorise votre maintien et votre silhouette

Vous l'avez compris, renforcer un muscle n'accroît pas son tonus de repos. En revanche, travailler de longues heures dans une posture permet d'automatiser le schéma moteur correspondant. Une danseuse ou une gymnaste recherche l'esthétique tout au long de sa prestation physique et artistique. Dans la vie quotidienne, ces jeunes femmes bénéficient du maintien corporel gravé dans le système nerveux par l'entraînement. Les sports sollicitant la force, l'endurance et la coordination des muscles du dos peuvent se révéler efficaces pour assurer une belle posture tout au long de la journée. Ainsi, le roller met à contribution toute la chaîne musculaire située à l'arrière du corps. Il en est de même pour la randonnée lorsqu'il s'agit de contrôler ses appuis en descente. La musculation des dorsaux et des muscles longeant la colonne y contribue également. Pour se montrer efficace, il faut soigner l'amplitude du mouvement et conserver quelques secondes la position en redressement. Voilà qui permet d'intégrer cette attitude au schéma corporel. Les charges doivent être légères et être soulevées trente à quarante fois

MINCIR vaut mieux que MAIGRIR !

En faisant du sport vous craignez de prendre du poids en augmentant votre masse musculaire. C'est un peu vrai au début ! Initialement votre amaigrissement mentionné sur la balance se montre moins efficace qu'attendu : vous avez perdu de la graisse mais vous avez pris un peu de muscle ! Qu'importe, votre silhouette commence à se remodeler et vous êtes déjà en train de mincir.

En quelques semaines votre quantité de muscle s'adapte à votre pratique sportive et se stabilise. Ces muscles, vous le savez, dépensent un maximum d'énergie au repos, juste pour leur entretien. Ils vous permettent de poursuivre assidûment vos activités physiques consommatrices de graisses. En plus de cette efficacité incontestable, ils sont maintenant appréciés ! Les études sociologiques récentes montrent que la femme maigre n'a plus le vent en poupe auprès des idéaux masculins et médiatiques. Mais, malheureusement pour les plus rondes d'entre vous, ce ne sont pas les formes pulpeuses du XVIIe siècle qui reviennent à la mode. Non, c'est le « corps fitness » qui semble dorénavant avoir les faveurs des hommes et de la presse. Alors, le nombril fait irruption entre le pantalon taille basse et le body raccourci, et des abdominaux légèrement dessinés doivent désormais l'entourer. C'est heureux pour les plus sportives et les plus minces d'entre vous !

par série. C'est ainsi que l'on améliore sa « force endurance » favorisant une jolie posture jusque dans la soirée.

Bien sûr, les muscles mis à contribution pour soutenir l'attitude sont légèrement plus contractés au repos, ils sont plus « toniques ». Cependant cette caractéristique fonctionnelle est sans rapport avec la force ! En revanche, la « tonicité » des chaînes musculaires de la posture dépend en partie de l'endurance locale. En fin de journée, devant votre écran d'ordinateur, vous finissez le dos voûté par épuisement des extenseurs de la colonne. Avec un peu de sport, vous auriez pu assumer une belle attitude plus longtemps.

Attention, certains sports favorisent l'automatisation d'un schéma de maintien corporel inesthétique. Les nageurs sollicitent particulièrement leurs pectoraux et leurs dorsaux. En poussant sur l'eau, leurs épaules s'enroulent vers l'avant. Dans la piscine, ils sont allongés et ne subissent pas les contraintes de la pesanteur ; la coordination des muscles du dos est bien différente de celle destinée à la posture verticale. S'ils passent de longues heures à l'entraînement, ils conservent le dos rond dans la vie quotidienne. Leurs dorsaux et leurs pectoraux sont à la fois plus « toniques » et plus forts. Les muscles longeant la colonne dorsale ne se renforcent pas particulièrement et perdent une partie de leur « tonus ». Des assouplissements sont nécessaires pour éviter les blessures musculaires ; un travail de posture est indispensable pour programmer un plus beau maintien hors de l'eau.

Le sport aide à maigrir en régulant l'appétit

➤ *Le sport peut couper l'appétit*

Vous le savez, au cours de l'effort, vous sécrétez des hormones stimulantes pour votre corps. Elles libèrent les sucres et les graisses. Si les stocks ne sont pas épuisés, le glucose passe dans le sang. Cette ambiance hormonale est totalement tournée vers la mise à disposition de l'énergie. Elle se situe à l'inverse de celle rencontrée au cours de la digestion totalement orientée vers le stockage des nutriments. Vous le savez, le contexte physiologique de l'effort correspond à un stress, le corps est conditionné pour fuir ou combattre. Nous sommes loin de la quiétude d'un repas ! De surcroît, le sang est réquisitionné par les muscles en action ; le tube digestif est mal vascularisé et peut parfois souffrir pendant l'entraînement.

En conséquence, après l'effort, on remarque souvent une période d'anorexie. Elle dépend bien sûr de l'intensité et de la durée de l'activité. Les exercices courts et difficiles et les compétitions coupent particulièrement l'appétit. Un diététicien, Gilles Dreux, a réalisé une étude auprès de coureurs de 100 kilomètres. Certains concurrents attendent environ 12 heures avant de consommer un vrai repas. Même après les sports d'entretien, souvent vous n'avez pas faim pendant 15 à 30 minutes. Si vous avez pris une boisson sucrée, cette sensation se prolonge. Que vous fassiez du sport le matin, le midi ou le soir, le repas succède souvent à votre séance. Alors soyez rassuré, vous resterez aisément raisonnable. Pensez néanmoins à manger quelques « sucres lents », ils iront dans vos muscles avides d'énergie et ne vous feront pas grossir. Ils vous serviront pour votre prochain entraînement. Et n'oubliez pas de boire !

➤ *Le sport régule l'appétit*

Les études scientifiques le démontrent

Commençons par les rats dont le fonctionnement énergétique ressemble étrangement à celui de l'homme... et de la femme. Lorsque l'on contraint l'un de ces rongeurs habituellement actifs à plus d'immobilité, il mange plus et grossit. Poursuivons avec l'espèce humaine. On demande à des femmes fortes autrefois sédentaires de marcher 2 heures par jour. On constate qu'elles ne mangent pas plus et perdent du poids. Enfin, les études épidémiologiques remarquent que les individus ayant une activité physique modérée et régulière ne mangent pas plus que les sédentaires.

Il associe une meilleure hygiène de vie !

Au-delà des constatations épidémiologiques et de l'analyse de phénomènes chimiques de régulation de l'appétit, faire du sport va de pair avec de nombreuses bonnes résolutions. En prenant soin de son corps. Désormais vous ne négligez plus votre organisme, vous l'entretenez et vous surveillez son alimentation. Voilà une association synergique pour votre santé, votre ligne et votre bien-être ! Comme il est inconfortable de faire son footing après avoir avalé des profiteroles au chocolat, pour conclure votre déjeuner vous choisissez plus volontiers une salade de fruits. Voilà qui constitue probablement un biais d'analyse quant aux effets directs de l'activité physique sur le comportement alimentaire. Qu'importe ! Au contraire, profitez-en ! Offrez-vous l'ensemble des bénéfices procurés par la pratique du sport !

➤ *Le sport peut ouvrir l'appétit*

C'est vrai, l'activité physique peut donner faim, mais les mécanismes de régulation sont nombreux. Grâce à certaines connaissances et quelques astuces, il est possible de faire du sport sans accroître son envie de manger. Dans la partie « Bien manger pour mincir avec le sport », nous verrons ensemble comment faire pour que votre footing ne vous mène pas jusqu'à la porte de votre réfrigérateur.

Le sport aide à maigrir en agissant sur votre cerveau

➤ *Le sport limite les compulsions alimentaires*

Vous le savez, au cours de l'effort vous sécrétez les fameuses « endorphines ». Ces substances sont produites par votre cerveau. Elles vous procurent une sensation de bien-être. Elles sont également libérées lorsque vous savourez avec délectation un « rocher au chocolat ». Ainsi le sport parvient-il à vous procurer une dose de bonheur comparable à quelque péché de gourmandise. Le sport se montrerait même efficace pour lutter contre l'alcoolisme, le tabagisme, voire l'usage de drogues, en fournissant un plaisir cérébral de nature comparable. Aussi le sport intensif pourrait ressembler à une toxicomanie ! Alors si vous sentez une envie de croissant au beurre vous envahir, enfilez vos joggings et allez courir ! Accélérez en passant devant le boulanger-pâtissier. Ce matin, prenez votre dose d'exercice, devenez dépendant du sport pendant quelques heures pour ne pas sombrer dans l'addiction aux viennoiseries !

➤ *Le sport est un vrai soutien psychologique*

Modifier son comportement alimentaire, stimuler son organisme pour mobiliser les graisses, voilà autant de stress psychologiques et physiologiques. L'activité physique se comporte comme un consommateur et un atténuateur de stress. Il vous aide à éviter la déprime malgré quelques frustrations gustatives. Le Dr Fricker, célèbre nutritionniste, aime à dire que la majorité de ses candidats à l'amaigrissement savent *grosso modo* ce qu'il faut faire. Ils ont juste besoin d'un soutien psychologique. Dans ce contexte, le médecin et le sport font équipe. Grâce à l'exercice régulier, vous gardez le moral, vous ne craquez pas, vous confirmez vos bonnes résolutions ! Bientôt ces bonnes habitudes alimentaires et votre activité physique assidue s'intégreront à votre nouvelle vie pour votre plus grand plaisir !

À l'issue de votre entraînement vous vous sentez détendu. Après l'effort, pour optimiser la récupération, l'organisme inhibe le système nerveux sympathique qui ferme les petits vaisseaux sanguins situés à la périphérie. Selon Sylvain Mimoun, responsable d'une unité de gynécologie psychosomatique, la relaxation et l'apaisement des tensions psychiques seraient autant de facteurs qui amélioreraient la vascularisation des tissus cellulitiques. Si le stress favorise la cellulite, le bien-être procuré par l'activité physique pourrait constituer une bonne manière de la combattre.

➤ *Le sport vous réconcilie avec votre image corporelle*

Vous avez repris le sport ! Vous mangez de façon plus équilibrée ! Vous êtes fière de vous car vous avez atteint vos objectifs ! Bien vous en a pris car votre nouvelle hygiène de vie porte ses fruits ! Vous vous sentez plus dynamique et votre moral est au beau fixe ! De plus, vous avez un peu minci… mais moins que vous ne l'auriez imaginé. Votre taille s'est bien affinée mais vos hanches sont restées enveloppées. Là, la cellulite a résisté. Qu'importe, vous êtes mieux dans votre peau de femme ! Vous revendiquez sans complexe vos rondeurs et vos charmes féminins ; vous n'êtes plus une gamine, vous avez fait votre puberté, vous avez même eu deux enfants ! D'ailleurs, ces deux garnements vous aiment très fort et vous trouvent très belle !

➤ *Le sport vous procure un nouvel équilibre*

Hickey et Torjman ont réalisé des études sur la leptine. Cette substance est produite par le tissu adipeux. Elle passe dans le sang et va informer le cerveau de l'ampleur des stocks. Si tout fonctionne bien, elle inhibe la sensation de faim lorsque les réserves de graisse sont suffisantes. Plus exactement, elle semble agir pour stabiliser le poids. Chez le sédentaire repenti reprenant le sport, le taux sanguin chute après l'effort et l'appétit s'en trouve renforcé. Tout se passe comme si le corps luttait pour ne pas rompre avec son état pondéral antérieur.

Heureusement cette situation est très temporaire. Si les bonnes résolutions perdurent, la concentration de leptine n'est plus modifiée après l'effort. Le sujet maigrit peu à peu mais le cerveau n'est plus informé de la diminution des réserves de graisse ! Cette fois l'organisme semble avoir intégré la modification de son statut pondéral. Chaque kilo progressivement perdu semble correspondre à une nouvelle norme pour l'organisme. Après l'effort, la faim ne tiraille plus le sportif car son corps ne cherche plus à reprendre du poids. Quelques mois plus tard, il peut, sans souffrance ni frustration, stabiliser son taux de graisse au niveau désiré. Le métabolisme énergétique s'installe dans une nouvelle « homéostasie ».

C'est au XIXe siècle que Claude Bernard décrit l'« homéostasie ». Il montre que l'organisme cherche à rester en « état stable ». Le corps souhaite conserver ses multiples équilibres physiologiques grâce à de complexes mécanismes de régulation. Coleman, en 1969, montre que ce principe s'applique parfaitement à la régulation pondérale. Le cerveau semble opter pour un poids correspondant au patrimoine héréditaire et au mode de vie. C'est le fameux

« pondérostat ». Grâce à lui, votre poids reste stable malgré des apports caloriques qui peuvent varier. À cause de lui, vous avez bien du mal à décoller de votre poids habituel ou du moins vous y retournez systématiquement au moindre écart de bonne conduite. Perdre 3 kilos avant l'été vous semble raisonnable et accessible. Vous vous restreignez à l'approche des beaux jours. Au prix de gros efforts de volonté vous parvenez à vous affiner un peu. Sur le sable blond, vos hanches brunies paraissent un peu plus fines. Malheureusement le moindre écart vous est fatal. Dès que vous abandonnez les salades estivales et le jokari sur la plage, votre balance vous informe que vous êtes revenue au point de départ. Au premier sandwich avalé nerveusement sur un coin de bureau, vos 3 kilos ont resurgi ! Normal ! Ils sont à vous ! Ils font partie de votre patrimoine héréditaire ; ils appartiennent à votre culture sociale ! Voilà qui fait le bonheur des magazines féminins qui vous proposeront, dès le printemps prochain, de nouvelles méthodes d'amaigrissement. C'est le « syndrome des 3 kilos ». Cette maladie bénigne débute en mai. À cette époque de l'année, les médias prennent soin de vous rappeler qu'il existe un écart entre les normes esthétiques en vigueur et vos normes physiologiques ! Ils ne manquent pas de vous faire remarquer que la comparaison devient vite insoutenable lorsque la chaleur fait raccourcir les jupes et éclaircir les robes. Vous souffrez 3 mois durant de douloureuses frustrations pour maintenir un poids contre nature. Heureusement, en septembre, votre « pondérostat », les feuilles rousses et les gros pulls marron viennent enfin vous soulager ! Vous reprenez vos 3 kilos, vous redevenez vous-même !

En fait, les études montrent que seules les évolutions profondes du mode de vie parviennent à modifier le « pondérostat ». Une mutation professionnelle, un bouleversement familial, et votre poids change durablement. De nouvelles habitudes alimentaires et une pratique sportive régulière constituent de profonds remaniements dans l'existence ! C'est probablement un peu comme cela que ce cocktail se révèle aussi efficace pour la ligne !

Souvenez-vous !

Le sport vous aide à mincir en agissant sur votre système nerveux :

• *Le sport pratiqué régulièrement régule l'appétit.* Le corps est désormais plus à l'écoute de ses besoins physiologiques. Chez le sportif les apports énergétiques correspondent plus aux dépenses caloriques que chez les sédentaires.

• *L'activité physique réduit le risque de pulsion alimentaire.* L'effort provoque des décharges hormonales comparables à celles obtenues lors de l'ingestion de savoureux aliments. Il ne vous reste plus qu'à changer de méthode pour vous administrer une petite dose de bonheur !

• *En luttant contre le stress, l'exercice stimule la combustion des graisses.* Rompre avec le stress ouvrirait les vaisseaux menant à la cellulite et favoriserait la combustion de ces adiposités disgracieuses.

• *Faire du sport permet de se réconcilier avec son corps.* Vous vous entraînez régulièrement, vous êtes satisfaite de vous, vous vous sentez en forme. Vous conservez quelques rondeurs naturelles mais vous assumez avec fierté votre féminité épanouie.

• *L'exercice régulier vous installe dans un nouvel équilibre pondéral.* Reprendre assidûment le sport, renouer avec de bonnes habitudes alimentaires, opter pour une existence plus saine constitue de profondes modifications du mode de vie. Voilà qui permet de changer durablement votre « pondérostat ». Votre organisme stabilise désormais son poids à un niveau inférieur.

CHAPITRE 5

Le sport lutte contre les maladies du surpoids

De nombreuses maladies et douleurs sont favorisées par l'excès de poids. Le sport participe activement au traitement de deux façons :

- il agit directement sur le diabète, l'excès de cholestérol, l'hypertension, l'arthrose et le mal au dos ;
- il a un effet indirect sur ces troubles en favorisant la perte du poids.

L'excès de poids est associé à de nombreuses maladies

Des anomalies du fonctionnement chimique de nos cellules appelées troubles métaboliques sont plus fréquemment rencontrées en cas d'embonpoint et de conduites nutritionnelles inadaptées. Surpoids et erreurs diététiques sont des facteurs favorisants majeurs tels qu'il suffit de maigrir et de modifier son alimentation pour constater la disparition ou l'amélioration de la maladie. C'est le cas du « diabète gras », de l'hypertension et de l'excès de cholestérol.

➤ *Le diabète et le surpoids*

Le diabète est un excès de sucre dans le sang. Ce dernier ne parvient plus à entrer dans les cellules, stagne dans les vaisseaux et finit par engluer tous les tissus de l'organisme. Les parois des vaisseaux s'épaississent et l'ensemble des organes reçoit moins d'oxygène. Les filtres situés dans les reins s'encrassent et les déchets s'accumulent. Chez l'enfant, la cause est génétique et sans rapport avec l'obésité : l'insuline, l'hormone chargée de faire pénétrer le glucose dans les cellules, n'est pas sécrétée par le pancréas.

Chez l'homme d'âge mûr en surcharge pondérale et victime de « diabète gras », la production d'insuline est normale mais tout se passe comme si l'organisme rassasié refusait de stocker plus de sucre. Vous comprenez pourquoi, dans ces circonstances, on parle aussi de « diabète non insulinodépendant ». En maigrissant, le corps retrouve le besoin d'accumuler de l'énergie. Les cellules ont moins de réserves, elles acceptent à nouveau de faire rentrer du sucre et ce dernier quitte le sang… Souvent, il suffit de mincir pour voir disparaître un diabète débutant de la maturité. L'amaigrissement participe toujours au traitement du diabète non insulinodépendant.

➤ *L'hypertension artérielle et le surpoids*

L'hypertension artérielle est un excès de pression sanguine dans les artères. Le flux sanguin érode localement les parois des vaisseaux. Il se constitue de grosses cicatrices qui bouchent peu à peu la lumière des vaisseaux et favorisent la crise cardiaque. Parfois l'impact du sang dans les vaisseaux est tel que les petites artérioles finissent par se rompre, notamment au niveau du cerveau. C'est l'attaque cérébrale ou « hémiplégie ». Ravageuse mais indolore, l'hypertension est aussi appelée « le tueur silencieux ».

En cas d'embonpoint, le sang doit s'écouler à travers tous les petits vaisseaux sanguins qui traversent le tissu adipeux. Tout se passe comme si le sang devait prendre un maximum d'élan à la sortie du cœur. Si bien qu'à ce niveau la pression sanguine s'élève considérablement. À l'issue d'une perte de poids, le sang n'est plus ralenti en franchissant le peu de tissu graisseux restant. Le muscle cardiaque n'a plus besoin de pousser aussi fort pour que le sang atteigne les organes. La tension artérielle diminue.

➤ *L'excès de cholestérol et une mauvaise alimentation*

Les deux tiers du cholestérol présent dans notre sang sont produits par notre organisme, le reste provient de notre alimentation. Attention aux graisses animales, notamment à la charcuterie et aux autres viandes grasses. Attention aux pâtisseries, aux viennoiseries, au beurre et aux autres produits laitiers riches en lipides. Tous ces aliments peuvent être responsables d'un excès de cholestérol sanguin et de surpoids !

Si vous limitez ces aliments, si vous mettez l'accent sur les huiles d'olive, de colza ou de noix, si vous prenez plus souvent des poissons gras comme le thon, le saumon, la sardine ou le maquereau, si vous mangez beaucoup plus de céréales complètes, de fruits et de légumes, votre taux de cholestérol va diminuer et votre ligne s'affiner. Un bon comportement nutritionnel peut suffire pour venir à bout d'un excès de cholestérol modéré. Avec les médicaments, une alimentation adaptée participe au traitement des hypercholestérolémies plus sévères.

L'excès de poids est associé à de nombreuses douleurs

Des souffrances mécaniques des articulations et de la colonne vertébrale sont plus souvent retrouvées en cas de surcharge pondérale. Il s'agit de l'arthrose et des douleurs lombaires.

➤ *L'arthrose*

L'arthrose, c'est l'usure du cartilage. Ce dernier est une substance lisse qui recouvre les os au niveau des articulations. Il facilite le glissement des pièces osseuses. Lorsqu'il vient à manquer, il ne peut pas se reconstituer. Les mouvements articulaires deviennent douloureux et perdent en amplitude. L'excès de poids est responsable d'une hyperpression sur les membres inférieurs qui perturbe le déplacement des articulations et favorise l'usure définitive du cartilage. Si vous perdez du poids, les contraintes sur le cartilage sont réduites, l'arthrose évolue moins vite et les douleurs diminuent.

➤ *Le mal au dos*

Les douleurs lombaires sont, elles aussi, favorisées par le surplus de charge imposée aux vertèbres. Mais, à ce niveau, une modification posturale vient accentuer les contraintes sur la colonne. En effet, un abdomen volumineux provoque la bascule du bassin vers l'avant et le creusement du bas du dos. Dans ces conditions, les disques intervertébraux sont cisaillés et les petites articulations situées à l'arrière des vertèbres sont écrasées. En perdant du poids, la position et les charges se normalisent peu à peu. Les structures anatomiques mises en contrainte souffrent moins !

Le sport contre les maladies liées au surpoids

➤ *Le sport contre l'hypertension artérielle*

Lors d'un entraînement, les muscles ont besoin de sang. Les vaisseaux sanguins allant vers les masses musculaires en action s'ouvrent largement. Grâce au sport, l'organisme apprend à dilater ses artères. Chez le sportif assidu la fréquence cardiaque de repos est plus basse. Tout se passe comme si le système nerveux calmait le fonctionnement du corps pour favoriser la récupération. Des vaisseaux sanguins bien ouverts, un cœur apaisé propulsant moins de sang, voilà qui favorise la réduction de la tension artérielle. Les études montrent que le sport d'endurance est tout aussi efficace qu'un médicament pour traiter l'hypertension.

➤ *Le sport contre le diabète*

Au cours de l'exercice physique, l'organisme brûle ses réserves de sucre ; elles ne tardent pas à s'épuiser ! Pendant l'effort et au cours de la récupération, les muscles captent le sucre circulant dans le sang. Le sport participe directement au traitement du diabète.

➤ *Le sport contre le cholestérol*

Pendant l'effort, le muscle brûle des graisses. Il va les chercher dans le sang circulant. Il récupère les acides gras sur de grosses structures de transport, les lipoprotéines. Ces dernières véhiculent aussi le cholestérol. Quand elles sont chargées d'une quantité importante de lipides, elles ont tendance à les déposer sur la paroi des artères. On considère alors qu'elles acheminent du « mauvais cholestérol ». Lorsqu'il reste de la place, les lipoprotéines ont plutôt pour mission de nettoyer les vaisseaux sanguins en récupérant les substances grasses. Le peu de cholestérol restant est considéré comme du « bon cholestérol ». Vous comprenez désormais pourquoi l'activité physique, en libérant de l'espace sur les transporteurs de graisses, augmente le « bon cholestérol » et diminue le mauvais.

➤ *Le sport contre l'arthrose*

Les gestes sont indispensables à la vie du cartilage. Ce tissu n'est pas vascularisé. Il pompe ses substances nutritives dans l'os sous-jacent grâce aux variations de pression provoquées par les mouvements. Le glissement articulaire permet la lubrification du cartilage. Lorsqu'une articulation est immobilisée trop longtemps, on assiste à une destruction du cartilage sur la zone de contact. Des muscles plus forts, plus souples, plus endurants et mieux coordonnés favorisent un mouvement articulaire plus harmonieux. Les études montrent qu'une activité physique bien conduite ralentit l'évolution de l'arthrose et diminue les douleurs associées.

➤ *Le sport contre le « mal au dos »*

Avec les années et à l'issue de lésions traumatiques (lumbagos, sciatiques), les disques situés entre les vertèbres s'aplatissent peu à peu. La perte d'amorti engendre des douleurs chroniques dans le bas du dos. Les activités physiques, notamment la marche et la course, sont responsables de variations de pression au niveau de la colonne. Il s'ensuit un véritable pompage au sein du disque qui provoque un accroissement de son épaisseur. Comme pour toutes articulations, le maintien et les mouvements de la colonne profitent de muscles plus forts, plus souples, plus endurants et mieux coordonnés. Même les masses musculaires des bras et des jambes sont utiles pour ménager la colonne lors des exercices de soulèvement ! Les études montrent que le sport de loisir est plus efficace que la rééducation traditionnelle pour venir à bout des douleurs lombaires chroniques.

DEUXIÈME PARTIE

Bien manger pour mincir avec le sport

CHAPITRE 6

Comment éviter que le sport ne vous ouvre l'appétit !

Nous vous avons expliqué que le sport parvenait globalement à réguler votre appétit. Cependant, il est vrai que vous pouvez terminer certains entraînements avec l'estomac dans les talons ! Par chance, quelques astuces alimentaires permettent d'éviter cet écueil !

Alimentez-vous correctement avant le sport

Vous l'avez compris, ce rebond d'appétit est favorisé par un manque de sucre dans le sang, la fameuse hypoglycémie.

➤ *Une alimentation inadaptée favorise le rebond d'appétit après le sport*

C'est le foie qui stocke le sucre. En cas d'exercice physique, le muscle capte du sucre amené par la circulation sanguine. Le foie libère du glucose pour maintenir constante la concentration de sucre dans le sang. Voilà qui est indispensable pour le bon fonctionnement du cerveau ! Vous comprenez désormais que l'épuisement des réserves contenues dans cet organe mène insidieusement à l'hypoglycémie, source de fringale pendant, puis après l'effort.

Cette défaillance survient essentiellement quand l'activité se prolonge suffisamment pour vider peu à peu les provisions hépatiques. C'est vrai, les efforts de longue durée, supérieure à 1 heure 30, favorisent le rebond d'appétit. Mais l'hypoglycémie se produit d'autant plus rapidement que le stock de glucose dans le foie est limité. Ce phénomène a lieu en cas d'alimentation inadaptée, trop restrictive en « glucides lents ».

➤ *Que faut-il manger pour éviter le rebond d'appétit ?*

Prendre des sucres lents au repas précédent

Ces derniers sont ainsi appelés car ils sont digérés… lentement, progressivement. À l'inverse, les « sucres rapides » envahissent brutalement la circulation sanguine. Les systèmes de régulation et de stockage sont débordés et une grosse proportion du glucose absorbé doit être transformée en… graisse ! Les « sucres lents » passent peu à peu dans le sang. Les processus de mise en réserve du glucose parviennent à soutenir la cadence. Premier avantage, le foie se remplit de sucre, vous ne ferez pas d'hypoglycémie pendant l'entraînement. Vous ne serez pas victime d'une irrépressible fringale à l'issue de cette séance. Second avantage, cet apport en « sucres lents » ne se transforme pas en graisse. Il ne vous fait pas grossir. Au contraire, il vous permet de soutenir votre effort plus longtemps, avec plus de plaisir. Voilà qui contribue à plus d'assiduité !

Un « sucre lent », qu'est-ce que c'est ?

LES « SUCRES LENTS » NE SONT PAS CEUX QUE VOUS IMAGINEZ

Vous pensez que « sucre lent » est synonyme de féculent, mais la vérité est un peu plus compliquée. Les féculents ou « farineux » sont constitués d'amidon, une longue chaîne de glucose. Cependant, la séparation de ses nombreux maillons lors de la digestion est assez rapide. Cette étape chimique ne suffit pas à ralentir l'assimilation.

LA LENTEUR DU SUCRE EST VARIABLE

Plus l'aliment est dense, plus sa digestion est ralentie : les pâtes *al dente* de votre pizzeria préférée sont des sucres lents, les nouilles molles et collantes de la cantine sont des sucres rapides ! Les fibres gênent l'accès des sucs digestifs et prolongent l'assimilation : le riz complet est plus lent que le riz blanc, les flageolets protégés par leurs épaisses gangues fibreuses constituent un glucide particulièrement lent. Le plus souvent possible associez un légume riche en fibres à vos féculents : pensez aux tomates concassées dans les pâtes ou à la ratatouille avec le riz. La graisse ajoutée avec modération freine l'évacuation de l'estomac, et la digestion de l'amidon devient plus progressive. Ajoutez sans scrupule un filet d'huile d'olive dans vos spaghettis. Sur vos pommes de terre en robe des champs, pas trop cuites, 20 minutes au maximum, mettez une petite cuillère de crème fraîche. De même, les protéines animales prolongent le temps de digestion des « sucres ». Veillez ainsi à la présence d'un apport de viande, de poisson ou d'œuf au cours de vos repas principaux. Classiquement, les produits laitiers font office de protéines animales pour le petit déjeuner. Enfin, un aliment pris en fin de repas voit son assimilation ralentie par la digestion de tout le contenu gastrique. Alors, les produits au goût sucrés, constitués seulement de deux maillons, ne sont pas interdits. Dans ces conditions, les fruits prennent une place privilégiée.

Vous prévoyez de faire du sport en fin de matinée, soit 2 à 3 heures après votre petit déjeuner. C'est ce dernier qui vous permettra d'éviter l'hypoglycémie et le rebond d'appétit. Il doit contenir des sucres lents. Choisissez la version « pain complet» ou « muesli ».

Si vous optez pour les mueslis, prenez environ trois cuillères à soupe d'un produit peu gras et peu sucré. Référez-vous à la liste proposée ! Les mueslis sont des mélanges de céréales complètes concassées. Leur consistance ferme et leur teneur en fibres ralentissent la digestion des sucres qui les composent. Le plus souvent, ils contiennent des fruits secs et de bonnes graisses en quantité raisonnable grâce aux noisettes, aux amandes et aux noix incluses dans la recette. Certains sont trop riches en lipides notamment lorsqu'ils sont pleins de pépites de chocolat. Ils contiennent parfois trop de sucre. En tout cas, il est rarement nécessaire d'en ajouter ! Évitez les céréales en pétales, même complètes. Cette consistance croustillante accélère particulièrement la digestion de l'amidon contenu : ce ne sont plus des sucres lents. Pour bien choisir votre muesli, référez-vous au tableau ci-dessous. Accompagnez vos mueslis de fromage blanc à 20 % ou d'un yaourt nature demi-écrémé. Le lait est parfois mal supporté pendant l'effort.

Si vous décidez de prendre du « pain complet », étalez une petite noix de beurre et une cuillerée de confiture. Préférez celui de la boulangerie, il est ferme, peu gras et peu sucré. Attention, les pains de grande distribution sont trop mous, ils sont fabriqués avec trop de matières grasses et contiennent souvent des sucres rapides. Ils se digèrent très vite et ne procurent pas une sensation de satiété durable. Ils ne permettent pas d'assurer le maintien d'un taux de sucre sanguin correct pour effectuer un effort sportif. Ces tartines

Quels mueslis pour le petit déjeuner ?

La variété de muesli du commerce grandit chaque jour et il est difficile de se repérer. Voici un petit classement en fonction de leurs intérêts nutritionnels.

Les mieux équilibrés :

— Muesli sans sucre de Céréal®,

— Muesli 30 % de fruits (label AB) de Carrefour®,

— Spécial Muesli de Jordans®,

— Quaker Oats de Quaker®.

Les plus gras :

— Céréales Croquantes au chocolat de Carrefour®,

— Country Crisp de Jordans®,

— Muesli croustillant quinoa-chocolat (label AB), de Carrefour®.

Les plus sucrés :

— Country Store de Kellogs®,

— Céréales croquantes au chocolat de Carrefour®,

— Luxury Muesli de Jordans®.

peuvent être accompagnées de fromage frais à 20 % de matière grasse, d'un yaourt nature ou encore d'un bol de lait... même chocolaté si votre tube digestif le tolère bien. Si vous le souhaitez, ajoutez une petite tranche de jambon ou de volaille.

Chacune de ces propositions de petits déjeuners peut s'accompagner d'une boisson chaude type thé ou café et d'un apport en fruit. Vous pouvez parfaitement consommer ce dernier sous forme de jus ou encore le manger frais. Si vous ne souffrez pas de douleur digestive pendant l'entraînement, préférez les fruits crus plutôt que les fruits cuits ou les compotes qui ont perdu leur intérêt vitaminique.

MANGEZ SI VOUS VOULEZ MINCIR !

Vous l'avez compris, lors du repas précédant votre entraînement, trois cuillères à soupe de « sucres lents » sont spécialement recommandées. Ce conseil est particulièrement valable pour ceux et celles qui veulent maigrir ! En ayant dîné de la sorte, vous pouvez sans crainte opter pour une séance « à jeun » le lendemain matin de bonne heure. Vous limitez nettement le rebond d'appétit après cette séance. Si vous pratiquez pendant la journée, pour éviter d'avoir faim après le sport, il existe une autre solution : buvez légèrement sucré pendant l'effort. En cas d'exercice prolongé, supérieur à 1 heure 30, il faut associer les deux méthodes : manger des « sucres lents » au repas précédent et boire sucré pendant !

Buvez une boisson légèrement sucrée pendant l'effort

En s'alimentant régulièrement au cours de l'effort, le rebond d'appétit s'estompe nettement à l'issue de l'entraînement. Pour conserver une quantité de glucose suffisante dans le sang, il est conseillé d'ingérer une boisson légèrement sucrée régulièrement au cours de l'activité.

➤ *Cela ne fait pas grossir !*

Rassurez-vous ! Les conseils proposés dans cet ouvrage sont cohérents. Boire sucré pendant l'effort, pour éviter d'avoir faim, ne fait pas grossir ! Au cours de l'activité physique, vos muscles consomment du glucose. Il provient essentiellement des réserves situées dans les masses musculaires. L'énergie nécessaire à l'effort est principalement issue de ces stocks. Voilà qui contribue à votre amincissement. Une très faible part du glucose brûlé par les muscles vient de la circulation sanguine. Mais c'est lui qui informe votre cerveau de l'ampleur de la dépense calorique.

Alors, pour éviter que le taux de sucre dans le sang diminue, vous avez besoin de très peu de glucose. Quelques gorgées de boisson sucrée suffisent à rassurer vos processus de régulation. Vous pouvez continuer à puiser allégrement dans vos réserves musculaires et adipeuses sans alerter votre système nerveux. Vous évitez le rebond d'appétit. L'investissement est particulièrement rentable !

De surcroît, tout au long de l'effort, l'ambiance hormonale n'est pas du tout favorable à la mise en réserve. Vous ne stockerez pas le sucre ingéré. Au contraire, les hormones stimulantes libèrent et mobilisent un maximum d'énergie pour les masses musculaires en action, et le muscle est avide de sucre. Dès que du glucose passe dans le sang, il est capté pour être brûlé. En aucun cas, le sucre ingéré pendant l'exercice ne se transforme en graisse : il ne vous fait pas grossir ! Mieux encore, si vous le souhaitez, il vous permet de prolonger votre entraînement et… vous dépensez beaucoup plus de calories que celles correspondant au glucose ingéré.

➤ *L'eau et le sucre font équipe !*

Bien sûr, pendant l'effort vous brûlez du sucre mais, aussi, vous transpirez ! La réhydratation est essentielle. Les boissons sucrées constituent la méthode idéale pour éviter l'hypoglycémie pendant l'activité physique. Afin que le sucre passe aisément dans l'organisme et pour éviter les douleurs digestives, il faut respecter quelques consignes.

➤ *Choisissez votre boisson*

La quantité de substances dissoutes dans votre boisson doit avoisiner celle du sang. Dans ces conditions, les échanges entre le sang et l'estomac sont très limités. Son évacuation s'effectue rapidement. Le sucre et l'eau sont vite absorbés au niveau de l'intestin et vous ne ressentez pas de pesanteur abdominale. Alors, choisissez une « boisson de l'effort » du commerce, elle répond à ces critères. De surcroît, elle a l'intérêt d'inclure les minéraux perdus dans la sueur et les vitamines utiles à la combustion des sucres. Veillez à bien avoir l'esprit critique vis-à-vis des modes d'emploi qui conseillent des concentrations parfois relativement élevées. La concentration maximale à ne pas dépasser pour la préparation de ces boissons est de 100 grammes de sucre par litre. Au-delà, vous risquez des troubles du transit pendant l'effort, voire de ressentir des crampes digestives. On conseille généralement de constituer une boisson à 30 grammes de sucre pour 1 litre de boisson. D'un point de vue gustatif, la boisson est agréable à consommer et, d'un point de vue digestif, elle favorise l'absorption intestinale. Par ailleurs, cette concentration est suffisante pour assurer les besoins en « sucres » au cours d'un effort relativement intense.

Cependant, vous pouvez aussi vous concocter votre breuvage. Lorsque la température est clémente, mélangez moitié eau, moitié jus de fruits. Les jus de fruits conseillés pour la réalisation de cette boisson sont les jus de raisin et de pomme. Ils contiennent naturellement des sucres lents et rapides et permettent ainsi de garder une glycémie stable pendant l'effort. La dilution obtenue en réalisant cette boisson correspond finalement aux 30 grammes par litre dont nous parlions auparavant.

Majorez la dilution quand il fait plus chaud. Vous pourrez ainsi aisément mélanger un tiers de jus de fruits et deux tiers d'eau et jusqu'à un quart de jus de fruits et trois quarts d'eau lorsque vous pratiquez sous des chaleurs dépassant les 25 °C. Les jus de fruits ont l'avantage de contenir naturellement des vitamines et des minéraux utiles au cours de l'effort. Plus simplement encore, optez pour un peu de sirop de fruits dilué avec quinze fois plus d'eau. La boisson obtenue est environ deux fois moins concentrée que celle habituellement conseillée pour le plaisir gustatif. En cas de longue randonnée sous la chaleur, ajoutez une toute petite pincée de sel à cette boisson.

➤ *Buvez régulièrement*

Buvez avant d'avoir soif ! Buvez avant d'avoir faim ! La soif apparaît alors que votre déshydratation corporelle est de 2 % : si vous pesez 60 kilos, vous avez déjà perdu 1,2 litre d'eau ! Victime d'une telle perte d'eau, la durée maximale de votre effort à une intensité donnée diminue de 20 %. De surcroît, si vous attendez la sensation de soif pour boire, vous risquez d'ingérer une grande quantité de boisson en une fois ! Votre estomac, déjà malmené par l'effort, est violemment distendu. En réaction, il se contracte et fait une crampe. Vous ressentez des douleurs abdominales et le liquide ingéré reste coincé dans votre tube digestif !

Pour éviter tous ces tracas, buvez 2 ou 3 gorgées toutes les 10 à 15 minutes. Ainsi, vous prévenez la déshydratation et l'hypoglycémie sans avoir mal au ventre. Vous poursuivez votre activité avec plus de plaisir… et plus longtemps si vous le désirez ! Vous n'êtes pas victime de fringale à l'arrêt de votre exercice. Vous récoltez pleinement le fruit de vos efforts. Vous ne regagnez pas les calories dépensées !

➤ *Que penser des fruits secs, pâtes de fruits et autres morceaux de sucre ?*

Bien sûr, il est possible aussi de boire de l'eau tout en grignotant quelques fruits secs, pâtes de fruits ou pastilles de sucre disponibles dans les magasins de sport. Ces produits sont riches en sucres dits rapides, pauvres en lipides mais contiennent souvent des quantités importantes de fibres. Une alimentation solide peut être parfois la source de désagréments intestinaux à l'effort. Lors d'un exercice physique, le volume sanguin est mobilisé en priorité vers le muscle. Celui-ci réclame des apports en glucose pour fournir de l'énergie, de l'oxygène pour « brûler » ce glucose et de l'eau pour drainer et refroidir les muscles. Le sang déserte donc les vaisseaux sanguins du tronc, là exactement où se situent les organes de la digestion. Pour transformer ces aliments solides en protéines, lipides et glucides, un gros travail intestinal est nécessaire. Il faut sécréter des sucs digestifs, brasser, mélanger et mobiliser le bol alimentaire. Or qui dit sécrétion, brassage et transit dit travail musculaire. Et pour « travailler », nos muscles digestifs ont les mêmes besoins que les muscles de nos jambes ou de nos bras : du glucose, de l'oxygène et de l'eau qui sont apportés par le sang. Ainsi, lors d'un exercice physique intense, il est difficile de fournir aux organes digestifs les éléments indispensables à une digestion optimale. Aussi comprenez-vous pourquoi l'alimentation solide est plutôt conseillée pour les efforts de moyenne ou faible intensité.

Par ailleurs, ces aliments sont la source de quantité importante de glucides sous un faible volume. Ils libèrent beaucoup d'énergie et sont donc adaptés à des activités de longue durée qui nécessitent de recharger les réserves énergétiques pour éviter l'épuisement qui conduit souvent à une sensation de faim importante. De plus, la digestion est plus facile à vélo ou en marchant plutôt qu'en courant car l'intestin est moins secoué. Aussi est-il possible de se recharger en énergie avec des aliments solides lors des efforts de faible intensité et de longue durée type randonnée pédestre et plus encore lors de vos parcours cyclotouristes.

➤ *Que penser des « barres de céréales » ?*

Les « barres de céréales » sont généralement vendues au rayon petit déjeuner. Elles sont constituées de céréales de type blé ou avoine, auxquelles sont ajoutés des fruits secs, du miel ou d'autres sucres. Si vous lisez attentivement la composition, vous constaterez qu'elles contiennent aussi pas mal de graisses, notamment sous forme d'huile ou d'oléagineux. Les proportions entre glucides et lipides correspondent à peu près à celles qui sont proposées dans le cadre d'une « alimentation équilibrée ». Ce n'est pas la répartition retenue pour les « produits de l'effort ». Ainsi, lors de vos séances de moins de 2 heures, il vaut mieux éviter les « barres de céréales ». Les graisses présentes se montrent bien inutiles pour conserver un taux de sucre constant dans le sang. Cette matière grasse ralentit et alourdit la digestion ! Elle apporte beaucoup de calories peu disponibles pour l'effort mais aptes à se transformer en réserves adipeuses ! Ce n'est qu'au cours d'effort très prolongé et de faible intensité type randonnée que l'on peut envisager l'utilisation de « barre de céréales ». Dans ces circonstances, vous le savez, le muscle brûle plus de graisses. Les lipides avalés auront moins de chance de se loger sur vos fessiers ou sur votre ventre. De surcroît, à force de grignoter des produits de l'effort, vous ressentez parfois un dégoût pour le sucré… Le corps réclame probablement autre chose ! Offrez-vous une « barre de céréales » !

Attention ! Il faut bien distinguer les barres de céréales et les barres chocolatées. Les barres chocolatées sont vendues au rayon des confiseries ou de la biscuiterie. En aucun cas, elles sont indiquées pour mener à bien votre entraînement. Elles contiennent un mélange de chocolat, de sucre et beaucoup de graisses indigestes et inutiles au cours de l'effort.

➤ *En pratique comment s'organiser ?*

Une courte séance matinale

Vous optez pour une séance de sport d'environ 30 minutes le matin. Vous n'êtes pas très sujet au rebond d'appétit. Choisissez la formule « entraînement à jeun ». Dans ces conditions, inutile de boire sucré pendant l'activité. Rappelez-vous, en effectuant votre effort avant le petit déjeuner, vous mobilisez plus facilement les graisses mises en réserve dans vos adipocytes et vous les consommez plus aisément. Si ce petit exercice matinal vous ouvre un peu l'appétit, c'est l'occasion de prendre un petit déjeuner varié et équilibré… mais non pantagruélique. De cette façon, vous répartissez mieux votre apport calorique dans la journée, vous évitez les repas trop copieux source de stockage graisseux.

Un entraînement à l'heure du déjeuner ou le soir

Si vous faites du sport avant le déjeuner ou le soir avant le dîner, buvez une boisson sucrée régulièrement. Même si votre entraînement ne dure que 30 minutes, en avalant 2 gorgées après 10 et 20 minutes d'effort puis juste à l'arrêt, vous passerez à table plus sereinement. Vous ne viderez pas toute la corbeille de pain en attendant votre plat.

Vous ne grignoterez pas en préparant le repas ! Si votre séance dure 1 heure ou plus, vous alimenter pendant l'effort devient essentiel pour limiter la fringale posteffort ! Au cours de gym, en salle de fitness, sur le terrain de sport ou à la maison, pas de problème ! Mettez votre breuvage à proximité dans une petite bouteille d'eau minérale ou un bidon de vélo et servez-vous fréquemment ! Si vous partez courir, prenez un petit sac à dos. Vous pouvez, sans perturber votre programme d'entraînement, vous arrêter pour boire tranquillement. Pour ceux qui ne souhaitent absolument pas stopper leur effort, il existe des ceintures porte-bidon ou des « camel backs ». Ce dernier ustensile est une poche à eau placée dans un sac à dos prolongée d'un tuyau menant jusqu'à votre bouche assoiffée. Voilà qui donnera satisfaction aux plus passionnés d'entre vous !

Une grande balade le week-end

La randonnée pédestre ou la longue balade à vélo sont deux activités favorisant particulièrement le rebond d'appétit. Dommage car ce sont également deux bonnes manières de brûler agréablement pas mal de graisse ! Plus que dans d'autres circonstances, il est indispensable et facile de s'alimenter tout au long de la balade. Attention, fuyez le sandwich saucisson, pâté et autres rillettes. Cet apport massif de lipides suintants au cours d'une belle journée estivale ne vous serait d'aucune utilité pour maintenir constant votre taux de sucre. Il alourdirait votre digestion, empiétant sur le plaisir de cette promenade en famille. Là encore, buvez régulièrement la boisson sucrée contenue dans votre gourde. Compte tenu de la faible intensité de l'effort, vous pouvez aussi boire de l'eau et grignoter des fruits secs, des pâtes de fruits, parfois même une « barre de céréale ». Privilège de la randonnée : il vous est possible de vous arrêter dans une petite auberge rurale et pittoresque pour boire un jus de fruits ou un verre de sirop accompagnés d'une grande carafe d'eau.

Quand la balade se prolonge plus de 3 heures, il arrive que le sucre commence à vous dégoûter, votre corps manque parfois d'un peu de sel ou de protéines. Au troquet ou dans le sac à dos, optez pour une petite bouteille de jus de tomate et ajoutez du sel de céleri. Vous pouvez aussi prendre un petit sandwich sans beurre garni d'une tranche de jambon de pays pas trop grasse. Associé à une abondante réhydratation, il vous aidera à terminer votre parcours. Avec ces quelques astuces, il vous est possible de faire de grandes et belles balades culturelles, contemplatives, conviviales ou familiales sans dévorer l'ensemble de calories brûlées dès votre retour !

Souvenez-vous !

Pour éviter la fringale après l'effort, il faut :

• Au cours du repas précédant l'entraînement, prendre des « sucres lents » :

- au dîner : féculents plutôt complets et pas trop cuits (3 cuillères à soupe),
- au petit déjeuner : flocons d'avoine (3 cuillères à soupe) ou pain complet.

Les « sucres lents » sont digérés lentement. Ils sont stockés progressivement dans le foie et les muscles. Ils contribuent à maintenir un taux de sucre suffisant dans le sang. Pris en quantité raisonnable, ils ne se transforment pas en graisses. Ce sont idéalement des féculents de consistance ferme (exemple : pâtes *al dente* plus que nouilles molles) associés à des légumes riches en fibres (exemple : pâtes + tomates ou ratatouille) accompagnés d'un peu de graisse (exemple : pâtes + filet d'huile d'olive).

• Pendant l'effort, prendre une boisson sucrée (boisson de l'effort, jus de fruits + eau, sirop + eau).

Un peu de sucre suffit à éviter l'hypoglycémie qui ouvre parfois copieusement l'appétit. La quantité de sucre nécessaire reste dérisoire par rapport à la dépense énergétique provoquée par la séance. Ce sucre est immédiatement brûlé par le muscle et ne fait pas grossir. L'eau favorise le passage du sucre dans le sang et évite la déshydratation.

• Tout au long de l'effort, boire régulièrement, modérément (2 ou 3 gorgées toutes les 10 à 15 minutes).

De cette manière, vous optimisez la digestion et vous évitez les douleurs abdominales. Au cours des longues promenades, il est possible de boire de l'eau et de grignoter des fruits secs ou des pâtes de fruits.

CHAPITRE 7

Composez vos repas avec soin

Vous connaissez les différents mécanismes physiologiques permettant de mincir grâce au sport. Il est maintenant possible de concevoir un programme redoutablement efficace. N'ayez crainte, il ne s'agit en rien d'un stage commando, vous trouverez obligatoirement la formule qui vous convient.

L'entraînement commence à table

Rappelez-vous, l'entraînement commence à table ! Pratique sportive et alimentation équilibrée font équipe pour vous faire perdre du poids. Souvenez-vous, maigrir avec le sport, ça marche ! Mais attention ! L'efficacité de l'activité physique s'inscrit dans la régularité et la continuité ! Il s'agit véritablement d'un nouveau mode de vie, c'est la seule façon de modifier votre poids d'équilibre ou « pondérostat ». Vous savez que le sport agit sur votre ligne de nombreuses façons. Il faut brûler de l'énergie en faisant de l'endurance, il est nécessaire de renforcer ses muscles pour consommer des calories au repos et sculpter son corps. Il est vivement conseillé de pratiquer des sports de coordination pour tonifier sa posture et élancer sa silhouette. Vous l'avez compris, votre pratique sportive minceur doit être diversifiée. De plus, en variant les disciplines, l'ensemble de votre organisme est sollicité et bénéficie des bienfaits de l'exercice, vous investissez dans un capital forme et santé. De surcroît, changer d'activité permet d'alterner les plaisirs et d'éviter toute lassitude. Vous engrangez un peu plus de moral et de bien-être. Alors, ensemble, concoctons le programme sportif qui vous convient.

➤ *Alimentation et sport font équipe !*

Avec l'activité physique, l'alimentation est un des éléments essentiels de la gestion de votre poids. Or, si vous êtes prêt à faire des efforts pour aller courir quand le soleil pointe ses rayons et qu'il fait encore froid et brumeux, vous l'êtes peut-être moins pour modifier le contenu de votre assiette. C'est pour cela que vous avez choisi de mincir avec le sport ! Vous avez raison ! Grâce à vos entraînements réguliers, mes conseils diététiques sont nettement plus indulgents !

Manger est un acte quotidien au travers duquel nous trouvons un intérêt émotionnel. La perception des saveurs est en effet innée et indissociable du plaisir ou du dégoût. C'est pourquoi les régimes de restriction sont si difficiles à poursuivre.

Essayons de trouver comment faire le moins possible de sacrifices gustatifs. Pour cela, deux mots clés : variété et équilibre. Pour définir la variété, nous pourrions simplement dire : « de tout ». L'ensemble des groupes d'aliments doit être représenté au sein de notre alimentation quotidienne. Pour définir l'équilibre, nous pourrions compléter notre slogan : « de tout, de tout un peu, de tout assez ». Vous remarquerez que je ne vous parle pas de sélection particulière ou de suppression de tel ou tel aliment.

Ce n'est pas l'apport énergétique proprement dit qui influence la perte de poids mais plutôt la répartition des aliments et leurs effets. La diminution des calories totales sur une journée agit directement sur le poids : c'est vrai, nous maigrissons. Mais le problème se pose si l'on observe les mécanismes d'un peu plus près. Perdre du poids n'est pas un phénomène normal pour le corps humain, cela correspond, en effet, à une situation de crise. Si la situation persiste ou se reproduit, il réagit et s'adapte en diminuant ses propres dépenses énergétiques. Pour une même activité physique, il dépensera moins d'énergie. Ainsi, il n'existe pas d'autre solution pour continuer à perdre du poids que de diminuer encore les apports journaliers. Or vous imaginez bien que la baisse a ses limites. Il ne reste alors que peu de solutions : l'équilibre alimentaire affiné de quelques conseils spécifiques à votre stratégie sportive !

➤ *Quel équilibre alimentaire pour mincir avec le sport*

Le petit déjeuner

Élément essentiel qui ne doit en aucun cas être négligé. Nous en avons parlé auparavant, il doit être complet et varié. Il permet à notre organisme de commencer la journée en apportant éléments énergétiques, eau, vitamines et minéraux. On y trouve donc :

— Une boisson froide ou chaude en quantité équivalant au moins à un bol. Cette boisson sera peu ou pas sucrée.

— Un sucre lent : pain complet, pain aux noix, pain de seigle, pain de son. Vous pouvez remplacer ou compléter cet apport de pain par un muesli (vous trouverez à la fin de ce chapitre quelques conseils pour choisir le muesli qui vous conviendra le mieux).

— Un laitage nature : yaourt, fromage blanc, petit-suisse, faisselle, fromage de campagne…

— Un fruit qui pourra être pressé, consommé entier ou en salade.

— Un peu de beurre pour tartiner le pain. Ce beurre pourra être du beurre doux ordinaire ou allégé. Si vous avez l'habitude d'une margarine, conservez-la.

— Un produit sucré en quantité modérée : 2 cuillères de confiture ou de miel, ou un sucre dans la boisson ou le laitage.

Les repas principaux

Ils se composent de viandes, œufs ou poissons, de légumes crus ou cuits, de féculents, et d'un produit laitier. Ils sont assaisonnés de matières grasses de préférence crues (huile et beurre) et contiennent peu, voire pas de sucre. Le repas pourra se terminer par un fruit frais, cru ou cuit. Chacun de ces aliments contribue à votre santé, à votre plaisir de faire du sport et à votre minceur !

LES VIANDES, LES POISSONS, LES ŒUFS

Votre apport en viande, poissons et œufs ne doit pas diminuer, il faut même l'augmenter un peu ! Une belle escalope ou un bon steak de 150 grammes convient le plus souvent. Ces aliments apportent des protéines et du fer aisément absorbables.

Ce précieux minéral s'incorpore à vos globules rouges et assure le transport de l'oxygène des poumons vers les organes. C'est grâce au fer que vos calories sont brûlées dans vos muscles en actions.

L'utilisation des protéines par l'organisme impose des réactions chimiques complexes et coûteuses en énergie.

Voilà qui réduit d'autant l'apport calorique final de la viande, du poisson ou des œufs. Mais surtout, les protéines s'intègrent à vos muscles ! Retenez le slogan : « La viande, c'est du muscle pour vos muscles. » Manger suffisamment de viande, de poisson et d'œufs contribue à entretenir, voire à développer votre masse musculaire. C'est essentiel pour consommer plus d'énergie au repos… juste pour assurer le fonctionnement chimique de ce précieux tissu vivant ! Si vous réduisez votre apport en calories en empiétant sur votre ration en protéines, votre organisme ne pourra garder ses muscles, il les détruira peu à peu pour fournir de l'énergie, vous perdrez de la masse musculaire, vous consommerez moins d'énergie au repos ! Au moindre écart vous reprendrez plus de poids que vous n'en n'aviez perdu !

Alors, pour préserver et même accroître votre masse musculaire, faites du sport et mangez des protéines ! Viande, poisson, œufs doivent être présents à chacun des repas principaux. Ajoutez sans scrupule un produit laitier allégé : un yaourt ordinaire ou un fromage blanc à 0 %. N'hésitez pas à réintégrer la viande de bœuf à vos menus ! Vous l'aviez peut-être écartée sous prétexte de sa teneur en graisse. C'est vrai pour certains morceaux persillés ou entourés de graisses blanches. Évitez l'entrecôte, la côte de bœuf ou même le steak haché à 15 % de matières grasses. Optez pour les nombreux morceaux bien rouges comme le filet, la bavette ou certains steaks. Ces viandes rouges maigres vous aideront à assumer votre programme d'entraînement avec encore plus d'aisance. Les volailles et les viandes blanches contiennent autant de protéines alors qu'elles sont moins riches en fer.

LES FRUITS, LES LÉGUMES, LES CRUDITÉS

Une crudité s'impose, qu'elle soit à base de légumes en entrée ou de fruits. La vitamine C ainsi apportée stimule notre organisme et lutte efficacement contre la fatigue et le stress. Une « cuidité » s'impose également. Les fibres cuites apportées par les légumes favorisent un bon transit intestinal.

Les fibres, qu'elles soient crues ou cuites, sont un élément essentiel du maintien du poids mais aussi de notre capital santé. Elles ralentissent l'absorption des glucides et favorisent donc la fabrication de glycogène dans le muscle plutôt que de tissu graisseux, idéal pour la pratique sportive ! Elles diminuent l'absorption du cholestérol et participent ainsi à la prévention des maladies cardio-vasculaires. En fermentant dans le côlon, elles produisent un gaz qui est réabsorbé et intervient dans la lutte contre le développement des cellules tumorales. Elles participent ainsi à la prévention des cancers.

Cette moisson de vitamines contribue aux multiples étapes du fonctionnement chimique musculaire. Ainsi, vos nouvelles habitudes alimentaires ne vous fatiguent pas ! Au contraire : vous vous entraînez plus aisément et vous êtes plus dynamique dans votre vie quotidienne. Les fibres donnent plus de volume au contenu de votre assiette et de votre estomac. Simultanément, elles en réduisent la teneur en calories. On dit que les fruits, les légumes et les crudités diminuent la « densité énergétique des plats ». Plus loin dans votre tube digestif, les fibres des légumes absorbent l'eau et gonflent dans vos intestins. Là encore, vous êtes gagnant. Vous sortez de table sans avoir faim, et votre sensation de satiété se prolonge !

LES PRODUITS LAITIERS

Les produits laitiers apportent calcium et protéines de bonne qualité. Il faut cependant distinguer le fromage et les laitages. Les fromages, fleuron de la gastronomie française, apportent saveur, onctuosité aux repas. Mais ils sont riches en graisses animales et en cholestérol. Les laitages, s'ils sont choisis peu gras, peuvent être consommés plus régulièrement. Les yaourts ont la particularité de contenir des ferments vivants, ils agissent donc comme des régulateurs du transit intestinal. Consommés nature et peu gras, voire sans graisse, ils calent les petits creux de la journée sans risque pour votre ligne.

Comme la viande, le poisson ou les œufs, les produits laitiers contiennent les protéines permettant d'entretenir ou d'accroître votre masse musculaire. Si vous avez une fringale après une séance de musculation ou de gym, un yaourt ordinaire ou un fromage blanc à 0 % constitue l'en-cas idéal ! Vous ne grossirez pas ! Au contraire, vous favoriserez la reconstruction de vos muscles ! Vous consommerez de l'énergie pour le réparer et l'entretenir ! Vous donnerez plus de galbe à votre silhouette !

LES FÉCULENTS

Les quantités de féculents s'adaptent en fonction de l'activité physique journalière et sont particulièrement variables d'une personne à l'autre. Il est donc difficile de proposer des quantités moyennes nécessaires. Un bilan diététique vous permettra de les évaluer et ainsi vous indiquera des quantités adaptées à cette période pendant laquelle vous alliez perte de poids et activité physique. Leur suppression est souvent exagérée et ne doit pas se faire sans l'avis d'un professionnel compétent. Vous risquez de faire des malaises et d'abandonner vos bonnes résolutions. Aussi, veillez à recharger les stocks après les entraînements. Au cours du repas qui suit, trois tartines ou trois cuillères à soupe de féculents sont indispensables si vous souhaitez maigrir avec le sport. Lorsque votre séance a lieu en fin d'après-midi ou en début de soirée, le repas précédent doit, de préférence, répondre à la même stratégie. Sinon, n'oubliez pas la collation incluant deux ou trois petits biscuits peu gras ou une barre de céréale.

LES GRAISSES

Les graisses crues apportent des vitamines qui sont détruites à la cuisson. Par ailleurs, elles se dégradent en chauffant et forment des dérivés toxiques et agressifs pour notre organisme et en particulier pour le système cardiovasculaire. Elles forment les membranes des cellules et permettent la synthèse de nombreuses hormones. Elles restent indispensables en quantité modérée, même si vous faites attention à votre ligne. Un juste équilibre est obligatoire entre les différentes sources de graisses. En pratique, il est souvent nécessaire de réduire les graisses animales provenant de la charcuterie et des produits laitiers. Il faut majorer l'apport en huile d'olive et surtout en huile de colza ou de noix, en oléagineux et en poissons gras comme le thon, le saumon, la sardine ou le maquereau.

Le goûter

La collation en milieu d'après-midi constituée d'une boisson, de fruits et d'un laitage non sucré est la bienvenue. Elle permet de ponctuer la période relativement longue qui sépare le déjeuner et le dîner et limite le rebond de stockage adipeux lié à ce moment de jeûne. La durée de la matinée ne provoque pas cet état de jeûne. Il n'est donc pas nécessaire d'y ajouter une collation. Cependant, lorsque vous vous entraînez en fin de matinée, autorisez-vous un en-cas de ce type 30 minutes à 1 heure avant d'enfiler vos baskets.

Les aliments les plus gras ou sucrés sont considérés comme des aliments plaisir. Chips, biscuits apéritifs, sodas, barres chocolatées et viennoiseries sont à consommer modérément. Ils ne font pas partie de votre alimentation quotidienne et encore moins des collations.

Souvenez-vous !

• *La journée est ponctuée de quatre prises alimentaires* : le petit déjeuner, les deux repas principaux et la collation de l'après-midi.

• *Les grignotages doivent être supprimés.* Ils sont source de calories inutiles et sont stockés sous forme de tissus adipeux.

• *L'eau de boisson doit représenter environ 1,5 litre par jour.* Buvez suffisamment d'eau pour que vos urines soient presque incolores. La seule boisson qui soit utile pour l'hydratation de l'organisme est l'eau. Les autres apportent des calories et sont à considérer comme des aliments.

• *Chaque repas doit être complet et équilibré.* Associée à l'activité physique, c'est la composition de vos repas plus que les quantités consommées qui vous fera perdre du poids.

• *N'oubliez pas la collation qui ponctue l'après-midi.* Elle vous oblige à faire une pause souvent bienvenue. Elle permet d'éviter la fringale avant l'entraînement prévu en fin d'après-midi. Elle évite le stockage souvent induit par le repas du soir trop copieux.

➤ *Votre alimentation est trop copieuse*

Reprendre le sport vous permet de maigrir lentement mais sûrement !

Ne terminez pas votre assiette !

En marchant tous les jours, en vous entraînant trois fois par semaine, vous pourrez perdre 7 à 10 kilos au cours de l'année à venir. Vous vous sentirez de plus en plus en forme. Cette sensation de dynamisme vous encouragera à poursuivre vos activités. Apprenez à vous écouter et gardez en tête qu'être rassasié ne signifie pas pour autant avoir la peau du ventre distendue. Parce qu'il participe à de meilleures sensations corporelles, le sport vous sera très utile pour cela. Ainsi, sachez vous arrêter lorsque l'appétit est comblé. Ne vous formalisez pas si quelques morceaux de cet extraordinaire émincé d'autruche à la crème de cacao restent dans votre assiette plutôt que de finir sur vos fesses. Les quantités servies dans les restaurants sont rarement adaptées à chacun. Notre estomac est alors confronté à des quantités qui varient entre l'appétit d'un footballeur américain et celui d'une anorexique. À vous de trouver le juste milieu en n'hésitant pas à redemander une salade ou au contraire en laissant une partie de votre assiette.

Gardez un œil sur le contenu de votre assiette !

Les conseils « diététiques » à proprement parler se résument à être vigilant, à ne pas se resservir, à éviter les « traquenards » entre amis et à savoir se contenter d'une belle salade garnie et d'un dessert. Par ailleurs, l'alcool qui vient sournoisement s'immiscer dans vos repas est source de calories qui ne servent à rien et qui par conséquent iront se stocker directement sur vos hanches.

Puis quelques petits trucs vous aideront à diminuer légèrement vos apports caloriques et à favoriser une perte de poids efficace. Les apports en protéines animales des repas doivent être légèrement augmentés de façon à engendrer une sensation de satiété durable. Par ailleurs, une alimentation suffisamment riche en viande, poisson et produits laitiers contribue au maintien de la masse musculaire en favorisant la synthèse de protéines musculaires. En pratique, il s'agit donc d'apporter une portion équivalant à un steak par repas de viande ou de poisson, d'abats et de terminer le repas par un fromage et l'autre repas par un laitage. On peut aisément proposer deux laitages dans la mesure où ceux-ci ne sont pas sucrés et peu gras. Ainsi, les yaourts nature ordinaires sont des partenaires de votre régime. Cela permet d'optimiser l'apport en protéines et entraîne ainsi un rassasiement durable et une protection efficace de la masse musculaire.

En fait, il s'agit simplement de cadrer un peu plus ses habitudes alimentaires et d'éviter les abus répétitifs. En adoptant définitivement ces bonnes résolutions, en veillant à l'équilibre de vos repas et en augmentant légèrement votre dépense d'énergie, vous stabiliserez votre poids à un niveau inférieur. Votre entraînement régulier et votre hygiène de vie contribueront à votre bonne santé et à votre bien-être au quotidien !

➤ *Votre alimentation est déséquilibrée*

Le sport ne sera pas suffisant pour vous faire maigrir !

L'équilibre alimentaire, pour quoi faire ?

L'équilibre alimentaire est fragile et se déstabilise de nombreuses façons. Trop de charcuteries, de pâtisseries, de confiseries et de sodas sont les principaux facteurs de dérapage. Puis les régimes dits « dissociés » dans lesquels la règle est généralement de retirer les aliments glucidiques (féculents, pains, fruits et bien évidemment le sucre) sont également générateurs de fort déséquilibre.

Malgré votre activité physique, vous ne pourrez prétendre à la santé et au bien-être liés à une bonne hygiène de vie. Lors de vos entraînements, votre condition physique ne sera pas optimale. Pire encore, votre comportement alimentaire risque d'induire des carences et un excès de cholestérol ou de tension artérielle dangereux pour le sportif. En effet, ces éléments constituent des facteurs favorisant la crise cardiaque ou la crampe de cœur. L'exercice physique habituellement favorable à la santé peut soudainement devenir fatal ! Chaque année, en France, 1 500 personnes décèdent brutalement sur les terrains d'entraînement. Le plus souvent, il s'agit d'un infarctus d'effort ! Parmi les victimes, nombreux sont ceux qui ne se préoccupaient guère de leur hygiène de vie.

Il n'y a pas beaucoup d'autres solutions que celle de vous prendre en main. L'effort vient surtout de la nécessité de penser votre repas et non plus de manger ce qui vous tombe sous la main. Perdre du poids en associant activité physique et nouvelle conduite alimentaire est une méthode très efficace mais qui demande un peu d'organisation. En effet, il faut restreindre quelque peu un organisme par ailleurs sollicité. On crée ainsi un léger déficit énergétique sans empiéter sur les aptitudes physiques ni provoquer de carence. Dans ce contexte, il est possible de perdre entre 500 grammes 1 petit kilo par semaine ! C'est l'idéal ! Méfiez-vous des pertes de poids trop rapides. Elles sont souvent la cause d'une reprise également rapide. Même un seul kilo perdu par mois, cela nous en fait douze à la fin de l'année…

Pour concilier sport, équilibre alimentaire et léger déficit énergétique, la variété s'impose plus que jamais. Aucune catégorie d'aliment ne doit disparaître du menu. Mais voyons cela de plus près.

Des protéines pour le muscle

Les protéines, la viande, le poisson, les œufs et les produits laitiers tiennent une place privilégiée car ils sont indispensables à la conservation de la masse musculaire. Vous le savez, garder du muscle se montre essentiel pour dépenser de l'énergie au repos, juste pour entretenir ce précieux tissu. En maintenant un apport suffisant en protéines, vous poursuivez sans difficulté votre programme d'entraînement, et votre poids se stabilise plus aisément lorsque vous retrouvez un peu plus de liberté alimentaire. Par ailleurs, lorsque nous perdons du poids, notre organisme a tendance à détruire une partie des protéines musculaires parallèlement à l'utilisation des graisses. C'est pourquoi il est indispensable de remplacer les protéines utilisées à tort pour fabriquer de l'énergie par apport systématique aux deux repas principaux.

Des glucides pour l'énergie

Les glucides, tout particulièrement les féculents et les « vrais sucres lents », restent les bienvenus en quantité raisonnable au moins une fois par jour. Trois ou quatre cuillèrées à soupe de féculents sont vivement conseillées lors du repas suivant la séance de sport. Ils s'associent bien volontiers à des légumes. Ils permettent de stocker à l'intérieur du muscle une bonne partie de l'énergie nécessaire pour mener à bien l'entraînement suivant. Les « sucres rapides », au goût sucré, doivent être limités. En effet, ces sucres consommés en trop grande quantité risquent de se stocker dans le tissu adipeux. Ils sont pourtant utiles à la récupération du muscle et à la préparation à un prochain effort. Ainsi, une boisson ou un jus de fruits peu sucré (coupé avec de l'eau) sont parfaitement adaptés pendant et juste après l'entraînement pour éviter un rebond d'appétit préjudiciable. Ils permettent également une meilleure récupération des stocks énergétiques des muscles. Ils apportent aux muscles l'énergie nécessaire à une pratique d'intensité et de durée suffisantes pour être efficace sur le tissu graisseux.

Des graisses pour le goût

Bien sûr, il faut réduire mais aussi choisir l'apport en graisses. Les charcuteries, les pâtisseries et les viennoiseries suintant le beurre sont des concentrés de graisses animales !

Elles ne sont à ce titre que peu adaptées au message de prévention santé qui s'associe volontiers avec la pratique sportive. L'utilisation des matières grasses crues permet d'exalter les saveurs. Elles sont porteuses d'acides gras impliqués dans la prévention des maladies cardio-vasculaires et assurent à votre peau fraîcheur et souplesse Les huiles d'olive, de colza ou de noix trouvent leur place en assaisonnant raisonnablement vos salades. N'hésitez pas à alterner ces huiles en les adaptant à l'ambiance de votre préparation : l'olive pour les recettes maritimes, les noix pour vos idées du terroir. Afin de gagner en goût et en volume, mélangez-les avec du fromage blanc allégé, n'hésitez pas à utiliser les herbes fines, les aromates et autres épices et condiments. Pensez également aux vinaigres qui parfument à merveille vos crudités et déglacent avantageusement les poêles pour y récupérer toute la substance savoureuse. Votre corps vous remerciera. Votre cerveau n'en sera que plus alerte. Les acides gras essentiels apportés par votre alimentation ont démontré leur efficacité pour votre santé et votre moral.

Des vitamines et des fibres pour la forme

Les fruits, les crudités et les légumes sont à réintégrer dans votre alimentation quotidienne. Ils sont des aliments privilégiés au cours de cette période d'amincissement. Ils accompagnent avantageusement une quantité raisonnable de féculents. Grâce à leur teneur en fibres et en eau, ils donnent plus de volume à vos plats sans en accroître le contenu énergétique. En réduisant la densité calorique, ils favorisent la satiété sans engendrer de frustration. Grâce aux fibres, les sucs digestifs parviennent plus difficilement jusqu'aux féculents, leur digestion est plus longue, et ils deviennent de « vrais sucres lents ». Ces derniers se transforment beaucoup plus difficilement en graisse. Passant progressivement dans le sang, ils peuvent être peu à peu stockés dans le muscle sous forme de sucre appelé « glycogène ». Cette réserve d'énergie vous permet de vous entraîner plus facilement lors de prochaines séances. Les fruits et les légumes sont à la base de délicieuses préparations. Ils sont source de vitamines et de minéraux indispensables au bon fonctionnement et à la santé de l'organisme. Ces micronutriments participent aux multiples réactions chimiques qui surviennent dans le corps pendant l'effort physique. Ils se révèlent particulièrement nécessaires pour faire du sport avec encore plus de plaisir. Les légumes doivent donc être présents à chaque repas à raison d'au moins une crudité ou un accompagnement du plat principal. Les fruits, quant à eux, peuvent se consommer en fin de repas ou au contraire constituer une collation en milieu d'après-midi. On conseille généralement d'en apporter trois par jour.

Vos nouvelles habitudes alimentaires associées à une pratique physique régulière et continue vous assurent un amincissement progressif mais durable. Votre organisme intègre un nouveau « pondérostat ». Contrairement à 90 % de ceux qui font un régime, vous n'aurez pas repris vos kilos un an plus tard !

Souvenez-vous !

• *Augmentez un peu la viande, le poisson, les œufs et les produits laitiers.* Choisissez des denrées maigres ou des produits allégés. Dans ces conditions vous entretenez, voire augmentez votre masse musculaire. Vous consommez plus d'énergie au repos et vous galbez votre silhouette.

• *Dosez les féculents en fonction de votre activité sportive.* Ils sont l'énergie de la pratique sportive et doivent à ce titre être consommés en prévision de vos entraînements ou, mieux, après l'effort. En excès, ils se transforment en graisse.

• *Limitez les graisses*, notamment les viandes grasses, les charcuteries, le beurre et le fromage. Assaisonnez vos salades avec une sauce au yaourt. Ajoutez-y en alternance de l'huile de noix, de colza ou d'olive. Pensez aux poissons gras : thon, saumon, sardine ou maquereau.
• *Allez-y à fond sur les légumes, les crudités et les fruits.* Ce grand cocktail de vitamines vous apporte santé et dynamisme. Cette moisson de fibres évite d'avoir faim et limite la transformation des féculents en graisse.

Quelques menus types pour mincir avec le sport

Les conseils qui sont donnés ici prennent en compte une activité sportive modérée incluant environ trois entraînements hebdomadaires de 30 minutes à 1 heure. Ces recommandations concernent tous ceux qui reprennent le sport en douceur pour perdre du poids progressivement.

➤ *Vos menus avant le sport*

Il est toujours conseillé de ne pas prendre un vrai repas dans les deux à trois heures qui précèdent la pratique sportive. Par contre, vous pouvez sans risque prévoir une collation légère.

Votre collation « au réveil »

Si vous allez faire du sport le matin avant votre petit déjeuner, plusieurs solutions s'offrent à vous :

• *Partez à jeun*, cela évite tout risque de lourdeur de l'estomac. Le démarrage peut être difficile car, au réveil, la glycé-

Le bilan diététique

Idéalement, le bilan diététique constitue, avec l'examen médical, l'une des étapes clés pour « maigrir avec le sport ». Il est réalisé par une diététicienne. Il doit être complet et individualisé. Il évite souvent bien des frustrations inutiles. Il permet de concilier santé, perte de poids et activités sportives.

Qu'est-ce que c'est ?

Le bilan diététique débute par un questionnaire détaillé et personnalisé. Une première série de questions est destinée à préciser votre mode de vie. La diététicienne en déduit vos facteurs de risques de déséquilibre alimentaire. Une seconde série permet de déterminer vos habitudes alimentaires et fait le bilan précis des apports nutritionnels.

Quel est son intérêt ?

Le questionnaire permet une évaluation des dépenses énergétiques et de vos besoins nutritionnels. La diététicienne les compare à vos apports alimentaires. Elle en déduit les modifications à apporter. Elle peut ainsi vous suggérer quelques changements de comportements. Ces recommandations portent sur la nature de votre alimentation mais aussi sur sa répartition dans la journée. Ces conseils sont personnalisés, ils tiennent compte de votre mode de vie, de vos contraintes socio-professionnelles mais aussi de votre culture et de vos goûts !

La pratique d'une activité sportive implique des spécificités alimentaires. Une attention particulière est portée aux besoins nutritionnels, qui sont légèrement modifiés. Bien évidemment, les conseils donnés par votre « diététicienne du sport » tiennent compte de ces paramètres particuliers.

Quelles sont ses conclusions ?

La diététicienne vous remet par écrit une série de conseils personnalisés et assure un suivi individualisé. Ainsi, ces recommandations deviennent de bonnes habitudes pour la vie entière ! Santé, forme et minceur sont au rendez-vous !

Méfiez-vous des bilans réalisés à partir de logiciels qui vous proposent tous les conseils tout prêts. Ils sont standardisés et ne vous correspondent certainement pas. Ils proposent des conseils généraux qui sont certes pertinents mais rarement adaptables à votre quotidien. Par ailleurs, ils n'adaptent pas les conseils proposés à la pratique sportive.

mie est souvent légèrement basse. Cette sensation ne dure pas et très vite votre corps va puiser dans vos réserves graisseuses pour fournir de l'énergie. Par ailleurs, il faut veiller à partir en étant bien hydraté. Pour cela, il faut avoir pensé à boire le soir de façon suffisante, voire, si vous vous réveillez la nuit, à prendre un petit verre d'eau. Vous partirez ainsi en parfaite condition physique.

• *Prenez un petit verre de jus de fruits.* Il vous apportera un peu de sucre pour commencer l'effort. Prenez garde aux jus qui sont acides, ils pourraient vous causer quelques soucis digestifs (accélération du transit ou douleurs gastriques).

• *Optez pour un café très légèrement sucré.* Il contient ainsi le peu de sucre dont vous avez besoin pour commencer votre activité. Par ailleurs, le café permet l'utilisation accrue des lipides de votre tissu adipeux et favorise leur libération. Veillez cependant à ce qu'il ne soit pas trop fort. Le café peut provoquer la sécrétion d'acides par l'estomac et engendrer des douleurs.

Il faut trouver et essayer la méthode qui vous correspond le mieux. Aucune n'est plus efficace que l'autre. La solution choisie doit vous permettre de vous sentir bien pendant votre activité physique. Lorsque vous rentrez, le premier geste à faire est celui de boire et de vous couvrir. Puis tranquillement, préparez votre petit déjeuner que vous savourerez.

Votre petit déjeuner

Si vous prenez votre petit déjeuner avant de faire du sport, veillez à ce qu'il ne soit pas gras.

SI VOUS AIMEZ LES CÉRÉALES

Choisissez un muesli sans sucre avec un peu de lait. Si vous ne digérez pas le lait, utilisez du tonyu (jus de soja), ou un yaourt. Ajoutez un petit verre de jus de fruits ou une tasse de café ou de thé légèrement sucré.

Évitez les céréales de petit déjeuner autres que les mueslis sans sucre, ils apporteraient beaucoup trop de glucides rapides. Vous risqueriez alors, malgré le sport, de stocker le trop-plein de sucre… sur vos hanches, mesdames, ou messieurs, sur vos ventres.

SI VOUS PRÉFÉREZ LE PAIN

Faites-vous une à trois belles tranches de pain complet que vous tartinerez d'un peu de beurre allégé et d'une cuillère de confiture. À cela, vous ajouterez un jus de fruits ou une tasse de thé, de café ou de lait.

Votre déjeuner

Si vous faites du sport dans l'après-midi, le déjeuner est donc le dernier repas que vous prendrez avant l'effort. Il doit être peu riche en lipides et contenir suffisamment de glucides.

À DOMICILE

– Carottes râpées persillées à l'orange et huile d'olive.
– Pavé de thon grillé.

– Endives au citron et coriandre fraîche à l'étouffée.
– Pommes vapeur.
– Fromage blanc nature.
– Poire fraîche.

REPAS « RESTO »

– Assiette de crudités variées et demander l'assaisonnement servi à part.
– Une escalope de volaille ou une pièce de bœuf grillée.
– Un panachage de haricots verts et de pommes vapeur.
– Un fromage blanc nature avec coulis de fruit rouge.

SUR UN « COIN DE BUREAU »

– Une salade que vous préparez la veille avec un mélange de légumes crus et cuits, quelques cuillerées de pommes de terre vapeur ou de riz froid dans lequel vous ajoutez 2 blancs de volaille ou 2 œufs durs et quelques cubes d'emmenthal. Vous assaisonnez avec une huile d'olive, de noix ou de colza et agrémentez d'une ou deux tranches de pain complet.
– Un yaourt nature et un fruit concluent ce repas sur le pouce.

Votre collation

Vous faites du sport en fin de matinée ou en fin d'après-midi et prenez donc une collation avant de vous entraîner. La collation vous apporte un peu de glucides pour commencer l'activité sportive ; de plus elle permet d'éviter de puiser dans le stock de glycogène et vous assure ainsi de meilleures sensations ; vous pouvez de cette façon vous entraîner plus longtemps.

SI VOTRE ENTRAÎNEMENT DURE MOINS DE UNE HEURE, CHOISISSEZ L'UNE DES DIFFÉRENTES FORMULES

- Un laitage nature ou avec une cuillerée à café rase de sucre ou de miel.
- Un petit verre de jus de fruits.
- Un café sans sucre et un fruit.
- Un petit fruit (ex. : clémentine) et un laitage nature.

SI VOTRE ENTRAÎNEMENT DURE DE UNE À DEUX HEURES

Le même type de collation peut être proposé et être accompagné ensuite d'une boisson légèrement sucrée pendant les trois derniers quarts d'heure d'entraînement.

SI VOTRE ENTRAÎNEMENT DURE PLUS DE DEUX HEURES

Une boisson d'au moins un quart de litre (eau, tisane, thé, café) nature ou légèrement sucrée avec un fruit et un laitage nature. Continuez à boire de l'eau en attendant l'entraînement.

Votre dîner

Il n'est pas conseillé de pratiquer une activité sportive après le dîner. La digestion réduit l'apport sanguin vers les muscles en action. Elle risque de provoquer des douleurs abdominales à l'effort. De plus, le sport provoque la sécrétion d'hormone du stress, ce qui peut retarder votre endormissement.

➤ *Votre alimentation pendant le sport*

Vous partez à jeun

Si votre activité dure moins de 30 minutes, n'apportez pas de sucre pendant l'effort pour favoriser la combustion des graisses. Il n'est pas non plus obligatoire de boire. Le premier geste qui suivra l'arrêt de l'effort sera de boire une eau riche en bicarbonates, de type Vichy®. Cela assure une parfaite récupération. Prenez alors votre petit déjeuner complet et veillez à bien boire.

Votre séance dure de 30 à 45 minutes

Tout comme pour l'effort de moins de 30 minutes, il n'est pas nécessaire d'avoir un apport de sucre. L'effort n'est pas très long et les réserves énergétiques de l'organisme sont largement suffisantes pour assurer le travail musculaire.

En fait, la réalité énergétique est une chose et la sensation de faim en est une autre. Il arrive que la sensation de faim suite à ce type d'effort soit exacerbée. Le repas qui suit est alors souvent plus important et surtout plus sucré. En effet, la légère hypoglycémie provoquée par l'activité physique nous pousse plus volontiers vers des aliments sucrés. Les effets positifs du sport sont ainsi facilement atténués. C'est pourquoi il peut être conseillé de boire dans le dernier quart d'heure, une boisson sucrée, de façon à éviter cette sensation de faim. Pour réaliser cette boisson, mélangez moitié eau et moitié jus de pomme ou de raisin. Buvez 1 ou 2 gorgées toutes les 10 minutes environ. Si vous ne pouvez pas boire pendant l'effort, prenez cette même quantité tout de suite après l'arrêt de l'effort, puis complétez avec une eau gazeuse bicarbonatée de type Vichy®. Buvez-en un demi-litre. Vous facilitez ainsi la récupération et évitez le rebond d'appétit. Essayez de pratiquer votre activité physique de sorte que vous terminiez 20 à 30 minutes au maximum avant de vous mettre à table. Cela vous évitera ainsi de grignoter en attendant un repas trop lointain. Pendant ce temps, vous vous réhydratez, préparez votre repas et vous douchez. Vous terminez ainsi la récupération en vous mettant à table.

Votre séance dure de 45 à 90 minutes

L'effort modéré de cette durée favorise incontestablement le rebond d'appétit. Pour l'éviter, il est utile d'apporter un peu de glucides. Deux possibilités s'offrent à vous : vous pouvez manger une petite collation juste avant l'effort, ou boire 2 ou 3 gorgées pendant l'activité sportive une boisson à base de jus de fruits et d'eau mélangée. La meilleure des solutions est celle qui vous convient le mieux. En effet, la tolérance digestive à l'effort diffère d'une personne à l'autre. Il faut alors tester ce qui vous satisfera au niveau digestif et au niveau sportif. Si vous optez pour la collation, prenez exemple sur les collations proposées précédemment. Si vous décidez de boire pendant l'effort, l'idéal est de boire de l'eau plate pendant les 30 à 60 premières minutes puis d'opter pour du jus de fruits dilué sur le dernier tiers de l'entraînement.

Votre séance dure de 90 à 120 minutes

Les glucides à l'effort trouvent volontiers leur place. Une collation avant l'effort est conseillée, elle permet d'épargner les stocks de sucre du muscle. Prenez de l'eau pure en début l'effort. Après 60 à 90 minutes, optez pour une boisson composée pour moitié d'eau et pour moitié de jus de raisin ou de pomme. Vous pouvez également vous emporter à manger. Les aliments fréquemment consommés pendant ce type d'effort sont des fruits frais (pomme, banane, poire...) ou secs (abricots, bananes, raisins, dates), des petites pâtes de fruits, des barres de céréales. Veillez à bien boire pour ne pas provoquer de désordres digestifs.

➤ *Vos menus après l'effort*

Avant tout, boire !

La première des nécessités est de restaurer une bonne hydratation. Rappelez-vous que pour 1 heure de sport pratiqué, la quantité d'eau doit être d'environ 1 litre. Vous évaluez ainsi simplement la quantité d'eau dont vous avez besoin selon la durée de votre pratique.

Si votre la durée de votre séance est restée inférieure à 30 minutes, il n'est pas utile de boire sucré à l'issue de votre entraînement. Une eau gazeuse vous permet de tenir jusqu'au moment de passer à table.

SI VOTRE EFFORT A ÉTÉ SUPÉRIEUR À 45 MINUTES, PLUSIEURS OPTIONS S'OFFRENT À VOUS

Vous avez bu pendant l'effort une eau plate

Complétez avec de l'eau gazeuse et du jus de fruits en quantité comparable. Bien évidemment, il est possible de mélanger ces deux boissons si le goût de « jus de fruits pétillant » ne vous dérange pas. Commencez par un quart de litre de ce breuvage et poursuivez à volonté votre réhydratation avec l'eau gazeuse.

Vous avez bu une eau légèrement sucrée au cours de votre entraînement

Vous n'aurez certainement pas faim. Prenez alors une eau gazeuse. Si vous ressentez la moindre fringale, complétez cet apport avec un quart de litre de boisson sucrée.

Vous n'avez pas bu pendant l'effort

Ce n'est pas très sérieux ! Vous êtes certainement sous-hydraté. Vous devez boire abondamment et vous recharger un peu en énergie. Commencez par un quart, voire un demi-litre de notre mélange « eau + jus de fruits » puis continuez avec beaucoup d'eau gazeuse.

Votre petit déjeuner

Ce repas est essentiel à plusieurs titres : il représente le démarrage énergétique de la journée et il permet d'assurer la recharge des stocks de sucres musculaires. Voilà qui est indispensable à votre dynamisme au quotidien et à votre aisance au cours de votre prochain entraînement.

On y trouve des incontournables :
- Une boisson de 250 millilitres (soit un quart de litre).
- Du pain complet ou un muesli sans sucre.
- Un laitage modérément ou non sucré.
- Un fruit ou un jus de fruits.

Puis s'ajoutent les possibles :
- Beurre ou margarine crue.
- Confiture ou miel ou sucre.
- Et pour les plus motivés, il est encore envisageable d'ajouter un œuf.

Votre déjeuner

Prenez le temps de vous relâcher, de boire. Laissez-vous au moins 20 à 30 minutes avant de passer à table. Vos intestins vous en remercieront. Un repas équilibré et léger optimisera les efforts que vous venez de faire. La présence de féculents favorise la synthèse des réserves en sucre ; les légumes et les fruits, consommés crus ou cuits, sont source de vitamines et de minéraux. Ils participent à la récupération musculaire. N'oubliez pas un apport de viande ou de poisson.

À LA MAISON

– Betteraves crues et pommes râpées à l'huile de noix.
– Émincé de poulet au curry.
– Blé cuit type Ebly et marmelade de courgettes au parmesan.
– Yaourt nature.
– Pomme au four.

REPAS « RESTO »

– Crudités du jour servies avec l'assaisonnement à part.
– Pavé de saumon grillé.
– Riz blanc et légumes du jour.
– Faisselle.
– Un fruit.

Il n'est pas rare que les légumes servis dans les brasseries et restaurants d'entreprise soient un concentré de graisses ajoutées. Il est alors préférable de s'en passer, vous dilapideriez en trois bouchées les bénéfices si chèrement acquis de votre investissement.

SUR UN « COIN DE BUREAU »

Votre salade mélangera avec habilité des légumes crus, cuits et quelques féculents. Variez les assaisonnements avec des herbes fines ou des aromates. Pensez à ajouter une huile crue. Et enfin accompagnez cette salade d'un poisson froid, de thon, de maquereau. Finissez sur un laitage nature dans lequel vous pouvez mélanger une compote. Si vous mangez du pain, préférez toujours un pain complet à la baguette ou au pain blanc.

Votre collation

Vous terminez votre activité sportive vers 17 heures et le repas du soir est encore loin. La composition de la collation répond à plusieurs exigences : la récupération suite à l'effort et la persistance d'un minimum d'appétit pour le dîner à venir.

LA BOISSON EST NÉCESSAIRE APRÈS LA PRATIQUE SPORTIVE

Elle fait donc partie de toutes les collations proposées. Elle doit être apportée en quantité suffisante et vous devez garder en tête que la seule boisson utile à notre organisme est l'eau. Vous pouvez pour la collation proposer des cafés, thés, tisanes…

APRÈS AVOIR BU, MANGEZ UN PEU !

Si l'activité sportive a été inférieure à 45 minutes, un fruit et un laitage sont suffisants.

Si l'activité a duré plus de 45 minutes, ajoutez-y un petit sandwich sucré ou salé :

— Lait chaud, pain complet à la confiture et deux clémentines.

— Thé nature, yaourt, compote pomme-fraises et sandwich au jambon.

— Café noir, quelques poignées de muesli sans sucre avec du lait et un kiwi.

Votre dîner après l'effort

Le dîner est le dernier repas de la journée. Il nécessite une attention toute particulière et ce d'autant plus s'il se place après la pratique sportive. Il faut alors concilier les impératifs de récupération. Trop riche, il favorise le stockage sous forme de tissus adipeux. Pas assez complet, il altère votre récupération après l'effort et provoque une sensation de fringale ou au contraire un certain écœurement au réveil.

En fait, la composition de ce repas diffère peu de celle du déjeuner. On y trouve tous les groupes d'aliments, il est peu gras et modérément sucré. La difficulté est d'estimer quels doivent être les apports de glucides de ce repas.

Idéalement, ces quantités sont évaluées à partir d'un bilan nutritionnel au cours duquel la diététicienne évaluera votre activité physique et les besoins en glucides correspondants. Elle détermine ensuite la répartition des féculents et des produits sucrés sur la journée et elle en déduit la composition du repas du soir.

D'une manière générale, retenez que le dîner doit être complet et sensiblement identique au déjeuner. Il ne faut pas trop l'« alléger » au risque de compromettre la récupération musculaire. En pratique, après un entraînement de 30 minutes à 1 heure, votre dîner doit comporter 3 cuillerées à soupe de féculents cuits. Les légumes s'y associent sans scrupule.

Souvenez-vous !
Manger pour mincir, ce n'est pas manger moins, c'est manger mieux !

TROISIÈME PARTIE

Comment faire du sport pour mincir ?

Vous connaissez les différents mécanismes physiologiques permettant de mincir grâce au sport. Il est maintenant possible de concevoir un programme redoutablement efficace. N'ayez crainte, il ne s'agit en rien d'un stage commando, vous trouverez obligatoirement la formule qui vous convient.

CHAPITRE 8

Concoctez votre programme

Variez vos activités physiques

Vous bénéficierez de tous les bienfaits de cette variété sur votre silhouette. Sur la base de ces propositions concoctez-vous un programme ! Au club de sport entre amis, tranquillement à la maison ou en famille, les formules ne manquent pas. Si la motivation est là, vous parviendrez à trouver la méthode qui vous convient.

➤ *Bougez tous les jours !*

Souvenez-vous, l'activité physique au quotidien se révèle essentielle. Elle démontre son efficacité pour la santé et la ligne. Marchez, montez les escaliers, portez quelques paquets… considérez vos contraintes logistiques comme bénéfiques à votre bien-être !

➤ *Deux fois par semaine, faites de l'endurance à jeun*

Deux fois par semaine, pratiquez la natation, le vélo, le footing, le cardiotraining ou la marche active avant le petit déjeuner. Cette séance doit durer 30 à 45 minutes.

Une fois par semaine, restez au « seuil de l'essoufflement » pendant 15 à 30 minutes

Commencez par un échauffement d'intensité croissante d'une dizaine de minutes. À l'issue de cet échauffement, vous atteignez la limite de l'essoufflement, vous ne pouvez pas prononcer plus de six à huit mots d'affilée, « vous pouvez parler mais non chanter ». Selon vos capacités et le temps dont vous disposez, conservez cette intensité pendant 15 à 30 minutes. Pour terminer votre séance, consacrez 5 minutes à ralentir progressivement.

Souvenez-vous, de cette façon vous brûlez beaucoup de calories tout au long de votre entraînement. Si ce dernier est programmé à jeun, vous consumez tout particulièrement des lipides et vous attaquez les réserves stockées dans vos cellules graisseuses.

Une fois par semaine, accélérez en fin de séance

Pour vous permettre d'atteindre un effort d'intensité maximal, votre santé cardio-vasculaire doit être excellente. Votre médecin doit n'avoir décelé aucune contre-indication.

Dans ces conditions, après 10 à 25 minutes au « seuil de l'essoufflement », forcez la cadence. Accélérez peu à peu au cours des 5 dernières minutes de votre entraînement. Terminez presque « à fond », de façon à vous sentir très essoufflé. À vélo, sur steppeur ou sur rameur les muscles chauffent ! Bien sûr, à l'issue de cette intensification croissante, il est indispensable d'achever votre séance par un « retour au calme » progressif de 5 à 10 minutes.

Grâce à ce petit sprint final, vous stimulez les combustions chimiques dans l'organisme. Au cours de la période de récupération, vous enclenchez les « cycles futiles », votre moteur musculaire continue à tourner au ralenti. Au repos, vous consommerez de l'énergie, vous brûlerez des graisses à ne rien faire.

➤ *Une à deux fois par semaine, faites du renforcement musculaire*

Vous le savez, entretenir ses muscles permet de dépenser de l'énergie pour reconstruire puis pour entretenir ce tissu noble. Les masses musculaires sont le siège d'une activité chimique intense. Plus vous êtes musclé, plus vous provoquez la combustion des graisses mises en réserve… même au repos !

Alors, pratiquez la musculation, la gym d'entretien ou l'aquagym. Mesdames, ne craignez pas de prendre du « volume » : optez pour un travail avec des charges légères et multipliez les exercices. Même si vous ne faites pas fondre le tissu adipeux situé en regard du muscle qui chauffe, un muscle qui se dessine légèrement contribue à sculpter et à affiner votre silhouette.

➤ *Une à deux fois par semaine, travaillez votre équilibre*

Pour un meilleur maintien du corps, pour embellir votre posture, améliorez votre coordination. Les femmes apprécieront particulièrement la danse et les cours de fitness. Les hommes préféreront les sports collectifs et les arts martiaux. Les disciplines de raquette sont également ludiques et bénéfiques pour faire progresser son équilibre. Remarquez que nombre de ces pratiques associent travail de la coordination, renforcement musculaire et sollicitation cardio-vasculaire. Voilà qui semble synergique pour mincir !

➤ *Une fois par semaine, faites une longue balade ou un grand jeu*

Profitez du week-end pour faire une randonnée entre amis, à pied ou à VTT. Pendant 2 ou 3 heures, promenez-vous en forêt. Vos jeunes enfants peuvent vous accompagner à vélo. Pensez aussi à la matinée-piscine en famille ; alternez natation, jeux, aquagym puis stretching et *farniente* au bord de l'eau.

Ce type d'activité prolongée, d'intensité modérée, puise tout particulièrement dans vos réserves en graisse. Au cours de cet entraînement, n'hésitez pas à boire légèrement sucré ou à grignoter des produits de l'effort. Cette bonne habitude ne vous fait pas grossir, au contraire, elle permet à votre exercice physique de se poursuivre aisément et plus longtemps.

➤ *Faites de la relaxation en fin de séance*

En plus de favoriser détente et récupération, il est possible que la relaxation vous aide à mincir. Souvenez-vous, selon certains médecins spécialistes de la cellulite, il est probable que le stress contribue à fermer les vaisseaux traversant le tissu graisseux.

En vous relaxant, en recherchant cette sensation de chaleur à la périphérie de votre corps, vous contribuez probablement à une meilleure vascularisation de votre cellulite. Vous facilitez la mobilisation des graisses emprisonnées. Les acides gras stockés seront plus aisément utilisés pour réparer votre corps après l'effort.

Je vous propose de pratiquer des séances de « mini-relaxation ». Loin des théories ésotériques, cette méthode rationnelle et cohérente vous invite à la détente et au relâchement musculaire. Quelques minutes suffisent pour en recueillir les bienfaits.

Prenez une position confortable, allongée ou assise, dans laquelle vous sentez votre corps parfaitement stable et en équilibre. Respirez lentement avec le ventre. Ainsi, votre cœur ralentit grâce à la diminution du taux de production des hormones stimulantes. Concentrez-vous : recherchez la sensation de poids de vos segments corporels, allez à la rencontre des perceptions de chaleur dans tout votre organisme, notamment aux extrémités de vos bras et de vos jambes.

Pensez à la « minirelaxation » après le sport !

Allongez-vous sur le dos.
Écartez légèrement les bras et les jambes.
Restez totalement ***immobile***.
Fermez les yeux, sentez comme vos paupières sont lourdes.
Desserrez les mâchoires et ***respirez lentement***.
Inspirez en gonflant le ventre. Soufflez en rentrant le ventre.
Faites ***lourde*** la tête…
… lourdes les épaules,
… lourds les bras,
… lourds le dos et le bassin,
… lourds les jambes et les pieds.
Sentez la ***chaleur*** amenée par votre sang :
— vers votre visage,
— votre dos, votre bassin,
— vos doigts et vos orteils.

Choisissez votre programme

Inspirez-vous de ces quelques « programmes types » pour trouver la formule qui vous convient. Adaptez votre activité en fonction de vos envies et de vos disponibilités ; essayez de respecter les principes du « sport pour la ligne » !

➤ *Formule fitness passion pour la ligne*

N'oubliez pas de boire trois gorgées d'une boisson légèrement sucrée toutes les 15 minutes. Ainsi, vous évitez le rebond d'appétit après l'entraînement.

N'hésitez pas à pratiquer 5 minutes de « minirelaxation » en fin de séance.

Mardi

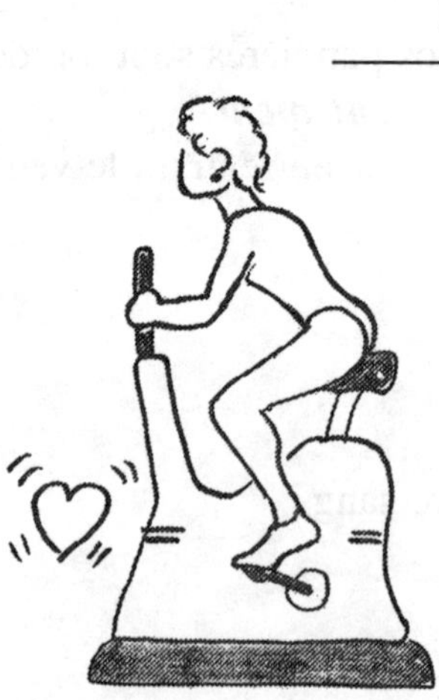

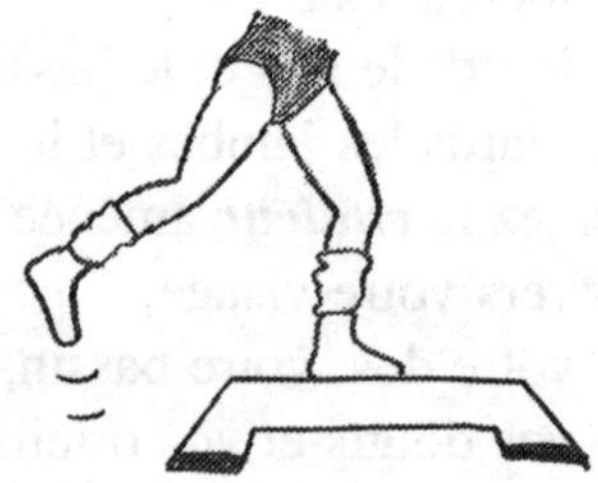

• Cardiotraining en salle : 30 minutes.

Selon les jours, voire en cours de séance, n'hésitez pas à changer d'appareil : vélo, steppeur, rameur, éllipteur, tapis de course sont à votre disposition. Profitez-en pour solliciter l'ensemble de vos muscles.

– 10 minutes d'échauffement en accélération progressive,
– 15 minutes « très légèrement essoufflé »,
– 5 minutes de récupération en décélération progressive.

• Modern jazz… ou « séance type aérobic » : 45 minutes.
Grâce à ce type d'entraînement, vous associez :
– activité cardio-vasculaire provoquant une dépense énergétique élevée pendant l'entraînement,
– sollicitation musculaire responsable d'un accroissement de la dépense énergétique de repos,
– travail de coordination et de posture favorable à l'acquisition d'un beau maintien et d'une jolie silhouette.

Jeudi

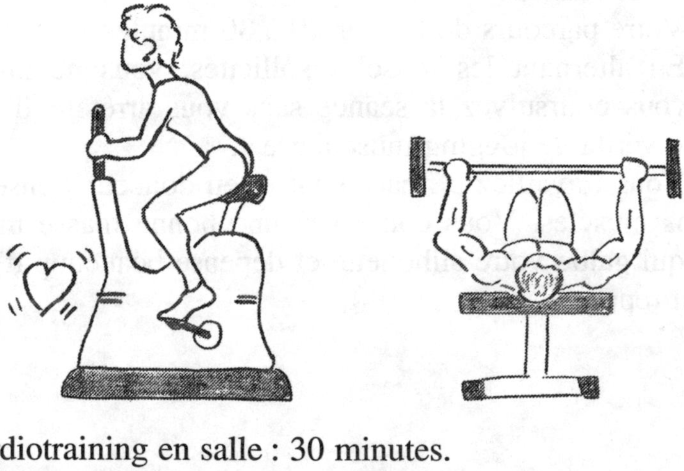

• Cardiotraining en salle : 30 minutes.

Vélo, steppeur, rameur, éllipteur ou tapis de course : n'hésitez pas à changer d'appareil.

– 10 minutes d'échauffement en accélération progressive,
– 10 minutes « très légèrement essoufflé »,
– 5 minutes en « accélération progressive et essoufflement croissant »,
– 5 minutes de récupération en décélération progressive.

• Parcours de musculation légère : 30 minutes.

Vous souhaitez faire dépenser de l'énergie à tous vos muscles, galber et affiner votre silhouette sans prendre trop de volume musculaire : optez pour les « parcours de musculation légère ».

Faites une seule série de mouvements par appareil.

Choisissez une charge légère afin de pouvoir réaliser 30 répétitions, tout en percevant que vous pourriez en faire 5 à 10 de plus.

Changez d'exercice après chaque série. Alternez bras et jambes. N'oubliez pas les abdominaux et les muscles du dos.

Ne faites pas de pause, prenez juste le temps de vous installer sur l'appareil suivant.

Utilisez les nombreux appareils mis à votre disposition dans votre salle de sport.

Votre parcours doit durer 20 à 30 minutes.

En alternant les muscles sollicités, vous ne fatiguez pas, vous poursuivez la séance sans vous arrêter : il s'agit d'un « véritable jogging musculaire ».

Vous travaillez efficacement et en douceur l'ensemble de vos muscles. Vous conservez une bonne masse musculaire qui galbe votre silhouette et dépense beaucoup d'énergie au repos.

Samedi

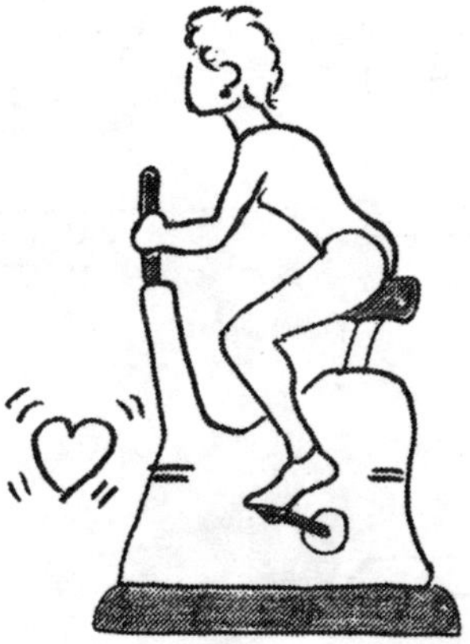

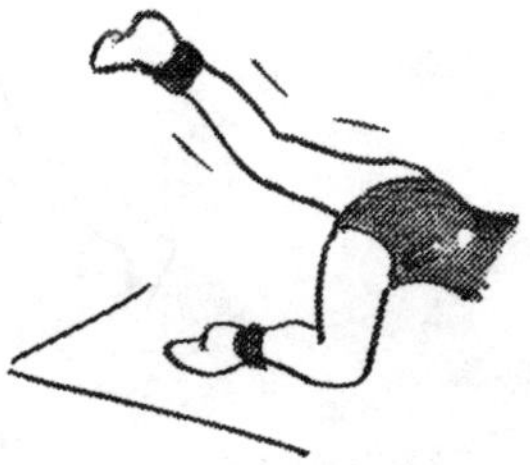

• Cardiotraining en salle : 30 minutes.

Selon les jours, voire en cours de séance, n'hésitez pas à changer d'appareil : vélo, steppeur, rameur, éllipteur, tapis de course sont à votre disposition. Profitez-en pour solliciter l'ensemble de vos muscles.

– 10 minutes d'échauffement en accélération progressive,
– 15 minutes « très légèrement essoufflé »,
– 5 minutes de récupération en décélération progressive.

• Abdo-fessiers : 45 minutes.

➤ *Formule light fitness pour la ligne*

SEMAINE 1

Mardi

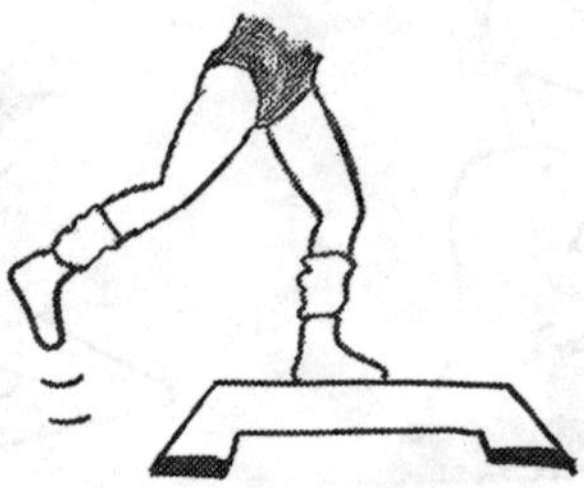

- Modern jazz… ou « séance type aérobic » : 45 minutes.
  Grâce à ce type d'entraînement, vous associez :
  - activité cardio-vasculaire provoquant une dépense énergétique élevée pendant l'entraînement,
  - sollicitation musculaire responsable d'un accroissement de la dépense énergétique de repos,
  - travail de coordination et de posture favorable à l'acquisition d'un beau maintien et d'une jolie silhouette.

Jeudi

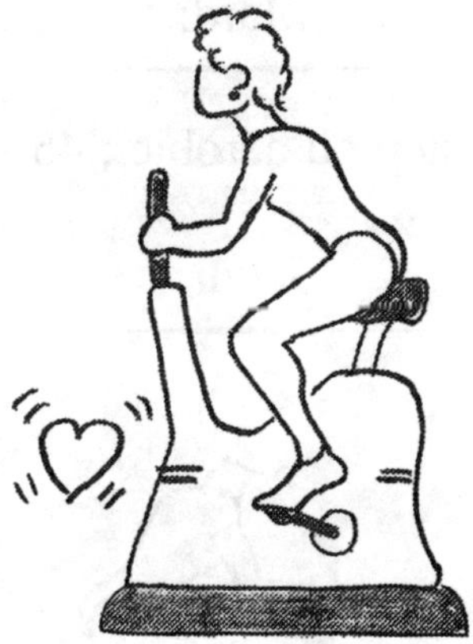

- Cardiotraining en salle : 30 minutes.

Selon les jours, voire en cours de séance, n'hésitez pas à changer d'appareil : vélo, steppeur, rameur, éllipteur, tapis de course sont à votre disposition. Profitez-en pour solliciter l'ensemble de vos muscles.

– 10 minutes d'échauffement en accélération progressive,
– 15 minutes « très légèrement essoufflé »,
– 5 minutes de récupération en décélération progressive.

Samedi

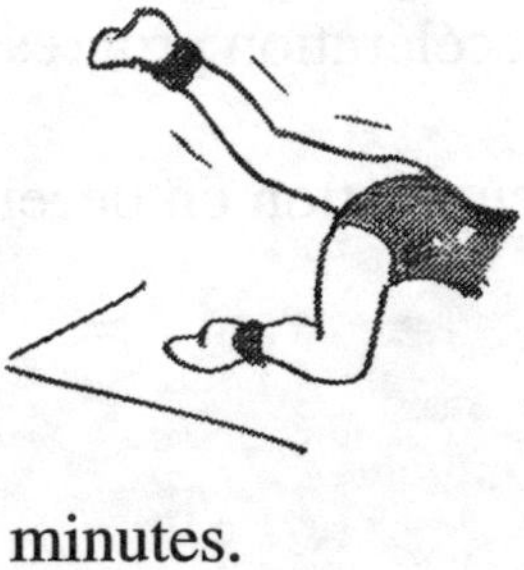

- Abdo-fessiers : 45 minutes.

SEMAINE 2

Mardi

• Fitness : cours de step ou aérobic : 45 minutes.

Jeudi

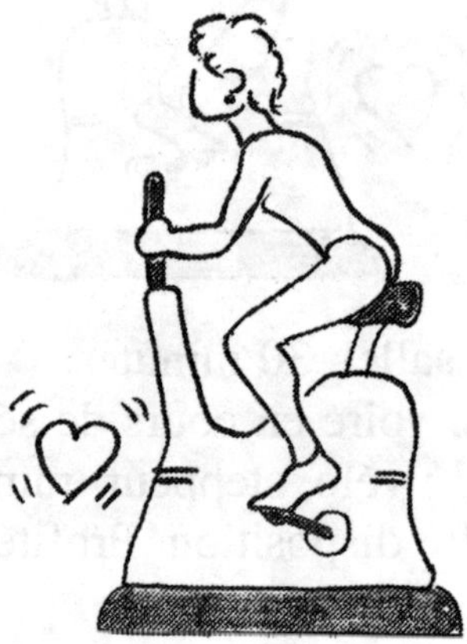

• Cardiotraining en salle : 30 minutes.

Vélo, steppeur, rameur, éllipteur ou tapis de course : n'hésitez pas à changer d'appareil.

- 10 minutes d'échauffement en accélération progressive,
- 10 minutes « très légèrement essoufflé »,
- 5 minutes en « accélération progressive et essoufflement croissant »,
- 5 minutes de récupération en décélération progressive.

Samedi

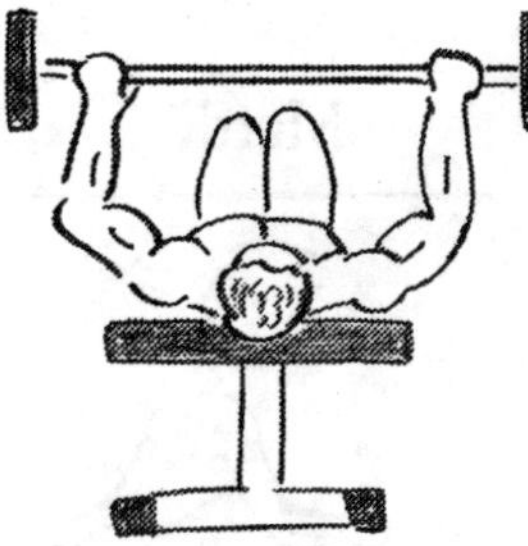

• Musculation légère : 45 minutes.

Vous souhaitez faire dépenser de l'énergie à tous vos muscles, galber et affiner votre silhouette sans prendre trop de volume musculaire : optez pour les « parcours de musculation légère ».

Faites une seule série de mouvements par appareil.

Choisissez une charge légère afin de pouvoir réaliser 30 répétitions tout en percevant que vous pourriez en faire 5 à 10 de plus.

Changez d'exercice après chaque série. Alternez bras et jambes. N'oubliez pas les abdominaux et les muscles du dos.

Ne faites pas de pause, prenez juste le temps de vous installer sur l'appareil suivant.

Utilisez les nombreux appareils mis à votre disposition dans votre salle de sport.

Votre parcours doit durer 20 à 30 minutes.

En alternant les muscles sollicités, vous ne fatiguez pas, vous poursuivez la séance sans vous arrêter : il s'agit d'un « véritable jogging musculaire ».

Vous travaillez efficacement et en douceur l'ensemble de vos muscles. Vous conservez une bonne masse musculaire qui galbe votre silhouette et dépense beaucoup d'énergie au repos.

➤ *Formule home sweet home pour la ligne*

Mardi

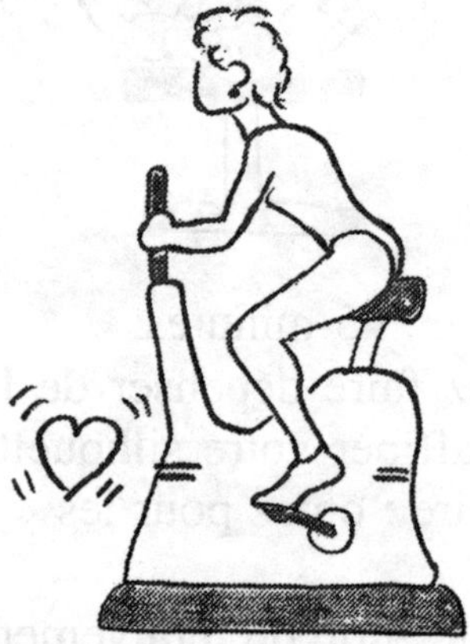

- Vélo d'appartement : 30 minutes.
  De préférence le matin à jeun.
  - 10 minutes d'échauffement en accélération progressive,
  - 15 minutes « très légèrement essoufflé »,
  - 5 minutes de récupération en décélération progressive.

Jeudi

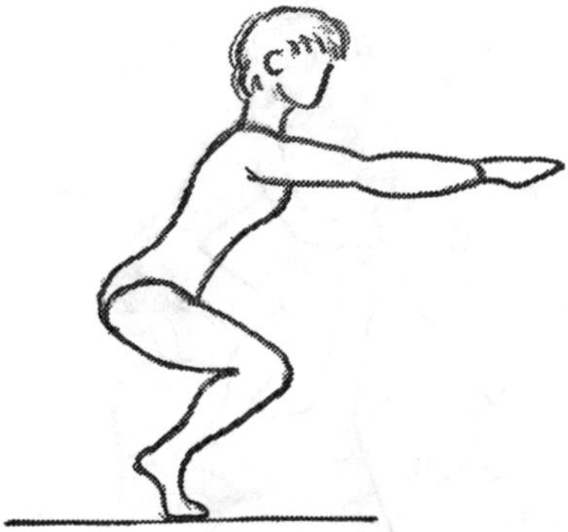

- « Gym silhouette » : 30 minutes.
  Suivez l'une des séances illustrées en fin de chapitre.
  - Commencez par le « niveau initiation ».
  - Augmentez peu à peu le nombre de mouvements par exercice.
  - Progressivement, introduisez des séances « niveau confirmé ».
  - Augmentez à nouveau le nombre de mouvements par exercice.
  - Enfin, pratiquez régulièrement les séances de « niveau confirmé » en réalisant une vingtaine de mouvements par exercice.

  Vous pouvez aussi suivre une cassette vidéo.

Samedi

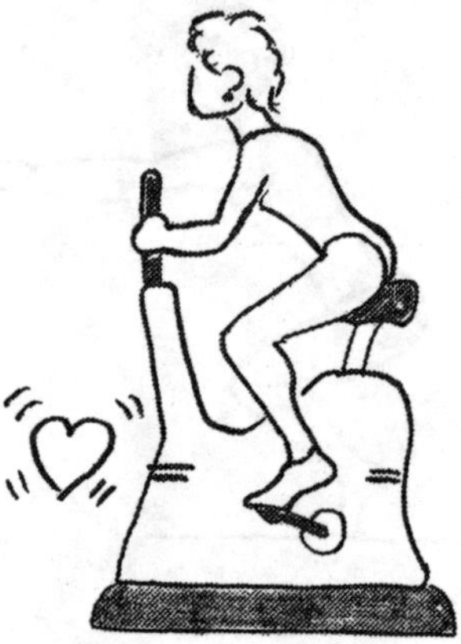

- Vélo d'appartement : 30 minutes.
  De préférence le matin à jeun.
  - 10 minutes d'échauffement en accélération progressive,
  - 10 minutes « très légèrement essoufflé »,
  - 5 minutes en « accélération progressive et essoufflement croissant »,
  - 5 minutes de récupération en décélération progressive.

➤ *Formule familiale pour la ligne*

SEMAINE 1

Mardi

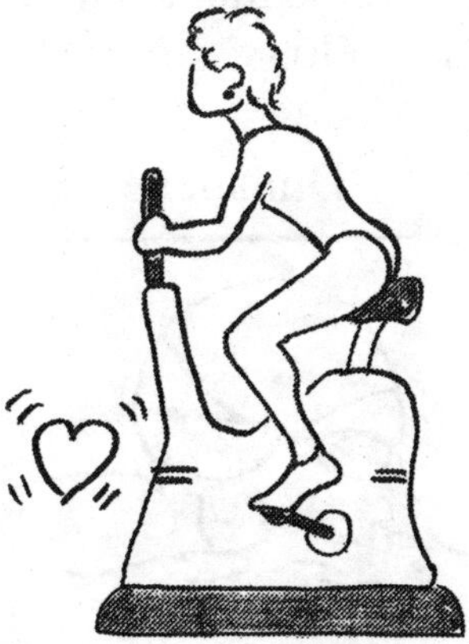

- Vélo d'appartement : 30 minutes.

Samedi

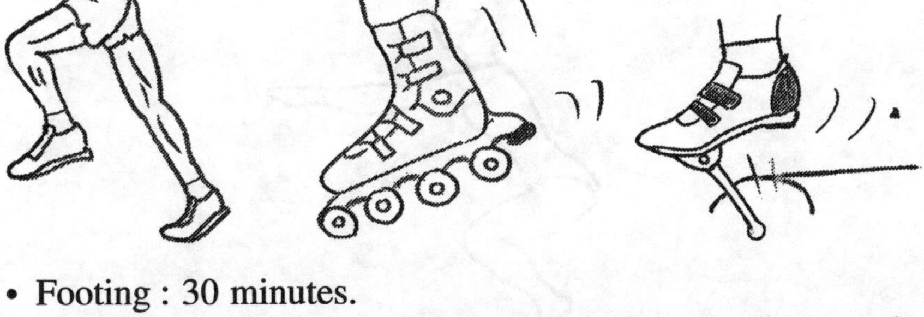

- Footing : 30 minutes.

… Avec les jeunes enfants en poussette, les plus grands à vélo…

… ou quand les enfants grandissent…

• Roller : 45 minutes.

… Avec les jeunes enfants en poussette, les plus grands à vélo…

… ou…

• Vélo : 1 heure.

… Avec les jeunes enfants en « siège bébé » sur le vélo, les plus grands à vélo.

Dimanche

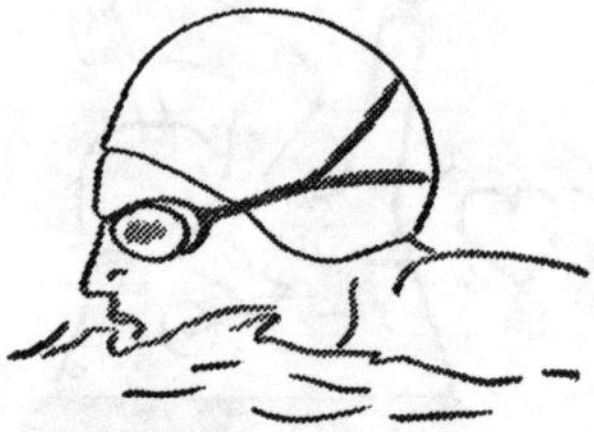

• Matinée piscine en famille.

SEMAINE 2

Mardi

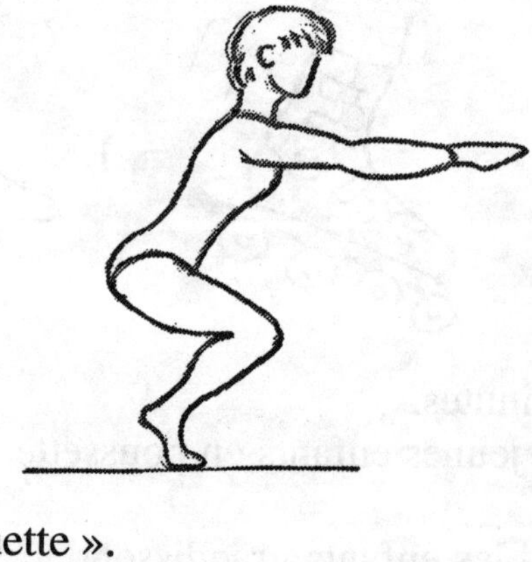

• « Gym silhouette ».

Suivez l'une des séances illustrées en fin de chapitre.

– Commencez par le « niveau initiation ».
– Augmentez peu à peu le nombre de mouvements par exercice.
– Progressivement, augmentez à nouveau le nombre de mouvements par exercice.
– Enfin, pratiquez régulièrement les séances de « niveau confirmé » en réalisant une vingtaine de mouvements par exercice.

Vous pouvez aussi suivre une cassette vidéo.

Samedi

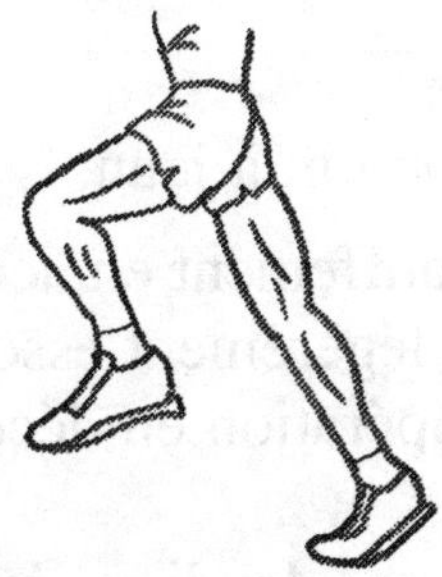

• Jogging au parc : 30 minutes.

Alternativement papa et maman surveillent les enfants sur l'aire de jeux… ou à la maison !

Dimanche

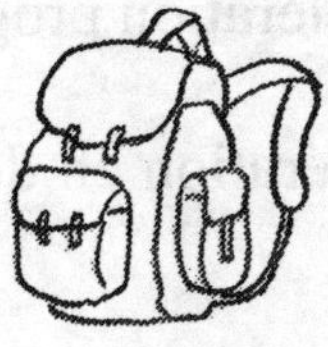

• Grande balade en forêt.

➤ *Formule jogging passion pour la ligne*

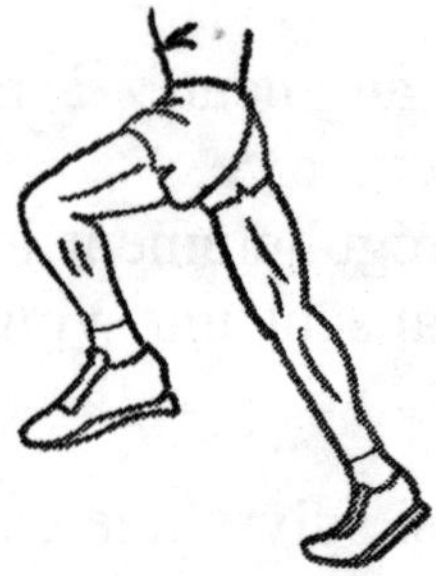

Mardi

- Jogging : 30 minutes.
  De préférence le matin à jeun.

– 10 minutes d'échauffement en accélération progressive,
– 15 minutes « très légèrement essoufflé »,
– 5 minutes de récupération en décélération progressive.

Jeudi

- Jogging : 30 minutes.
  De préférence le matin à jeun.

– 10 minutes d'échauffement en accélération progressive,
– 10 minutes « très légèrement essoufflé »,
– 5 minutes en « accélération progressive et essoufflement croissant »,
– 5 minutes de récupération en décélération progressive.

Samedi

• « Gym du joggeur » : 20 minutes.

La séance proposée en fin de chapitre constitue une véritable PPG (préparation physique généralisée). Elle est orientée vers le renforcement du buste et des bras. Elle permet d'équilibrer l'activité physique. Voilà qui réduit le risque de blessure, améliore la posture, tonifie la silhouette.

Dimanche

• Jogging 1 heure à 1 heure 30.

Optez pour un petit déjeuner léger 2 heures avant le départ. Il doit être de préférence constitué de céréales ou de pain, d'un produit laitier type yaourt ou fromage blanc allégés et d'un jus de fruits.

Prenez dans un petit sac à dos de quoi boire. Avalez trois gorgées d'une boisson légèrement sucrée toutes les 15 minutes. Ainsi, vous évitez le rebond d'appétit après l'entraînement :

* 10 minutes d'échauffement en accélération progressive,
* 45 à 75 minutes en « relative aisance respiratoire »,
  - le rythme respiratoire est plus soutenu qu'au repos mais vous n'êtes pas essoufflé,
  - … balade urbaine ou rurale,
    prenez le temps de profiter du paysage. Vous pouvez même vous arrêter un peu pour contempler le panorama,
  - … de préférence avec du relief,
    pour galber et sculpter les jambes et le buste,
* 5 minutes de récupération en décélération progressive.

➤ ***Formule jogging light pour la ligne***

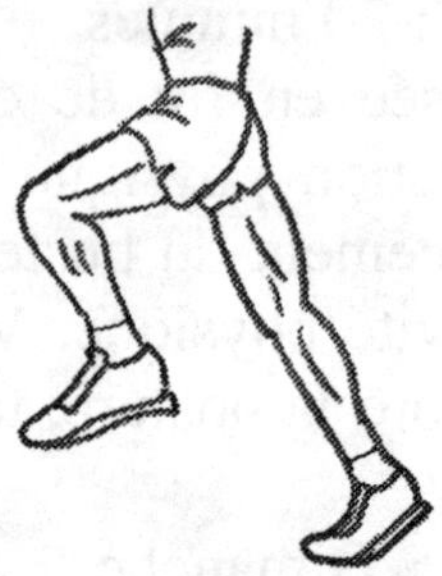

Mardi

• Jogging : 30 minutes.
De préférence le matin à jeun.

– 10 minutes d'échauffement en accélération progressive,
– 15 minutes « très légèrement essoufflé »,
– 5 minutes de récupération en décélération progressive.

Jeudi :

• Jogging : 30 minutes 1 semaine sur 2
De préférence le matin à jeun.

– 10 minutes d'échauffement en accélération progressive,
– 10 minutes « très légèrement essoufflé »,
– 5 minutes en « accélération progressive et essoufflement croissant »,
– 5 minutes de récupération en décélération progressive.

En alternance avec
« *gym du joggeur* » : 20 minutes 1 semaine sur 2.

La séance proposée en fin de chapitre constitue une véritable PPG (préparation physique généralisée). Elle est orientée vers le renforcement du buste et des bras. Elle permet d'équilibrer l'activité physique. Voilà qui réduit le risque de blessure, améliore la posture, tonifie la silhouette.

Dimanche

- Jogging : 30 minutes.

  De préférence le matin à jeun.

– 10 minutes d'échauffement en accélération progressive,
– 15 minutes de travail.

En « relative aisance respiratoire ».

Le rythme respiratoire est plus soutenu qu'au repos mais vous n'êtes pas essoufflé.

Réparties comme suit :

– 5 minutes avec du relief pour galber et sculpter les jambes et le buste,
– 5 minutes de jogging plus facile pour récupérer tranquillement,
– 5 minutes d'exercices pas chassés, pas croisés, course arrière, monter sur un banc, talons-fesses, montées de genou, slalom, pour améliorer la coordination et la posture,

– 5 minutes de récupération en décélération progressive.

➤ *Formule balade passion pour la ligne*

Mardi

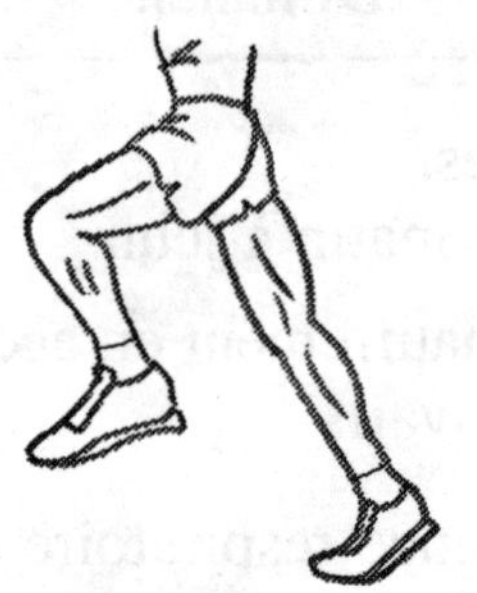

- Jogging : 30 minutes.
  De préférence le matin à jeun.
  - … dans votre ville qui s'éveille, avant l'arrivée des voitures,
  - … dans les sous-bois et les parcs en été,

  - 10 minutes d'échauffement en accélération progressive,
  - 10 minutes « très légèrement essoufflé »,
  - 5 minutes en « accélération progressive et essoufflement croissant »,
  - 5 minutes de récupération en décélération progressive.

Jeudi

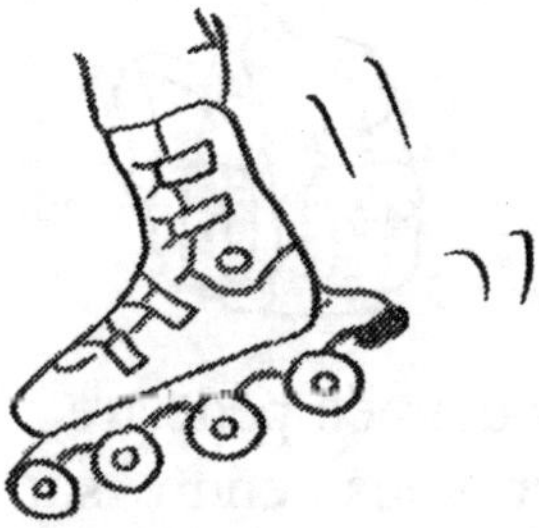

• Roller : 45 minutes.

De préférence le matin à jeun.

– … pourquoi pas sur le trajet du bureau !
– mais aussi lors de la pause-déjeuner,
– ou pour revenir de son travail en se promenant.

Ce type d'activité possède bien des vertus :

— travail en endurance et dépense d'énergie,

— renforcement musculaire des fessiers et galbe de la silhouette,

— travail de la posture et de l'équilibre favorisant un beau maintien,

– 10 minutes d'échauffement en accélération progressive,
– 30 minutes « en relative aisance respiratoire »,
– 5 minutes de récupération en décélération progressive.

Dimanche

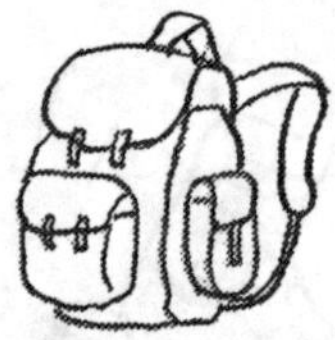

• Balade VTT ou randonnée pédestre : 2 ou 3 heures.

Profitez-en pour vous rendre sur des sites agréables, n'hésitez pas à vous arrêter pour visiter la jolie petite église romane du village ou pour contempler le panorama.

Optez pour un petit déjeuner léger 2 heures avant le départ. Il doit être de préférence constitué de céréales ou de pain, d'un produit laitier type yaourt ou fromage blanc allégés et d'un jus de fruits.

Prenez dans un petit sac à dos de quoi boire. Avalez trois gorgées d'une boisson légèrement sucrée, toutes les 15 minutes. Ainsi, vous évitez le rebond d'appétit après l'entraînement :

La randonnée pédestre recèle bien des vertus synergiques pour mincir :

– travail en endurance prolongée et consommation de graisses,
– renforcement des jambes, des abdominaux et muscles du dos, notamment en côte en portant un sac à dos. Voilà qui permet de galber la silhouette,
– travail de l'équilibre et des appuis, notamment en descente sur sol irrégulier. Voilà qui favorise un beau maintien.

Le VTT recèle bien des vertus synergiques pour mincir :

– travail en endurance prolongée et consommation de graisses,

- renforcement des jambes et des muscles du dos, notamment en côte en portant un sac à dos. Voilà qui permet de galber la silhouette,
- travail de l'équilibre, notamment en descente sur sol irrégulier. Voilà qui favorise un beau maintien.

➤ *« Gym silhouette » niveau initiation*

Tournez les coudes pliés, en restant sous la ligne des épaules. 10 à 20 fois dans un sens 10 à 20 fois dans l'autre.

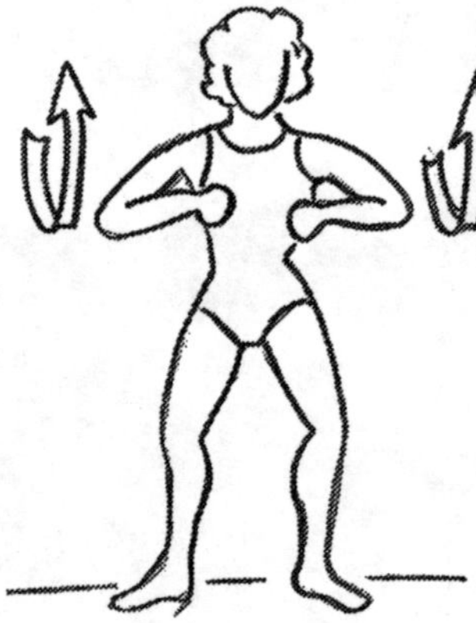

Faites 10 à 20 « minipompes». Les mains en appui sur le mur, légèrement en dessous de la ligne des épaules. Conservez la position près du mur 1 à 2 secondes.

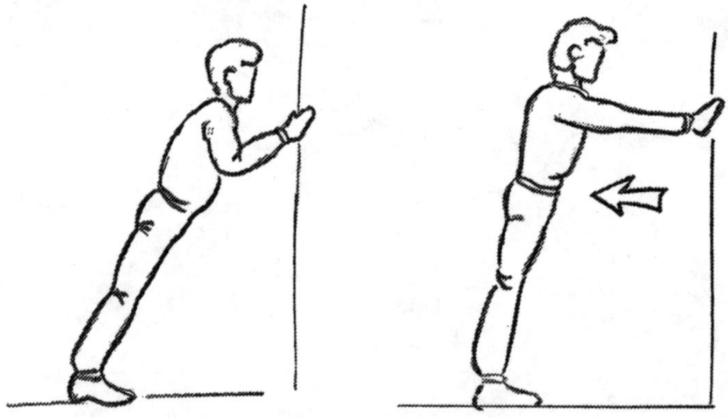

Tirez 10 à 20 fois les bras vers le haut, le buste légèrement penché en avant et le dos droit.

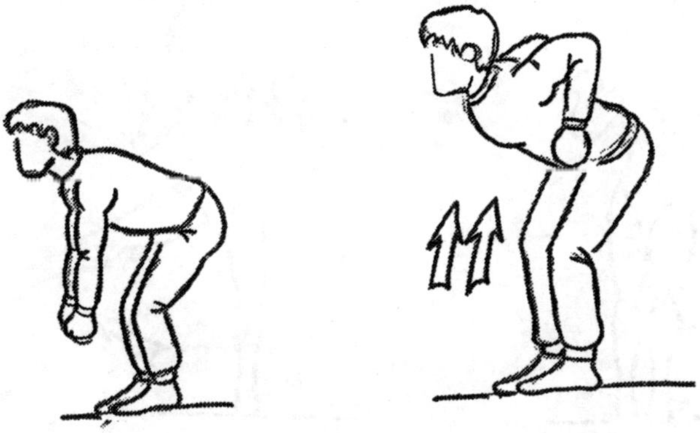

Posez vos mains en appui sur un mur ou sur une table. Montez la jambe vers l'arrière. 10 à 20 fois à droite, 10 à 20 fois à gauche.

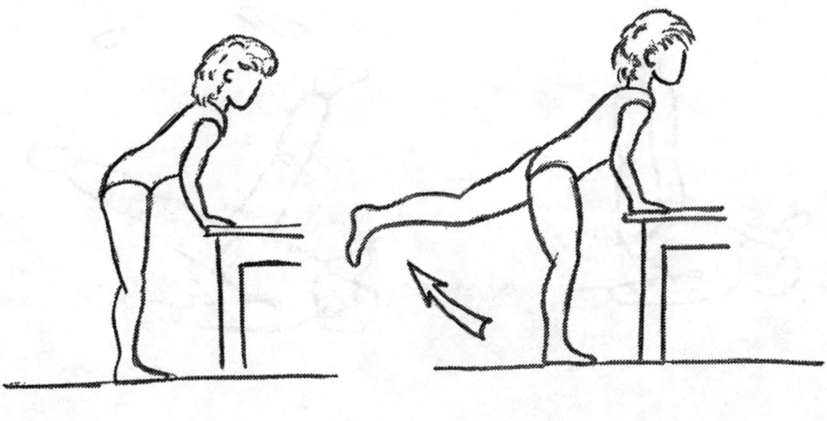

Montez la jambe sur le côté. 10 à 20 fois à droite, 10 à 20 fois à gauche. Posez vos mains en appui sur un mur.

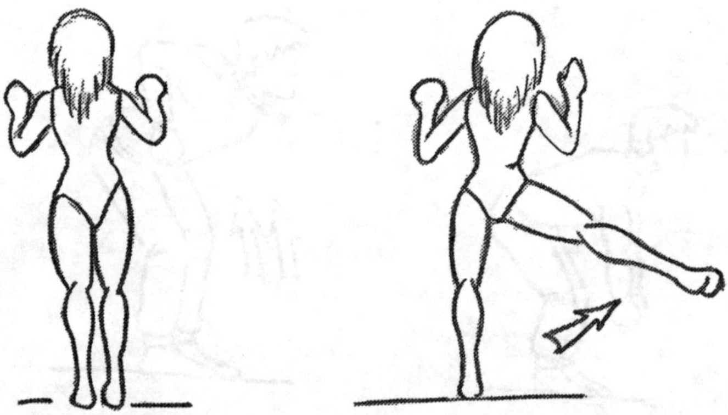

Allongé sur le dos, écartez puis rapprochez les jambes, 10 à 20 fois.

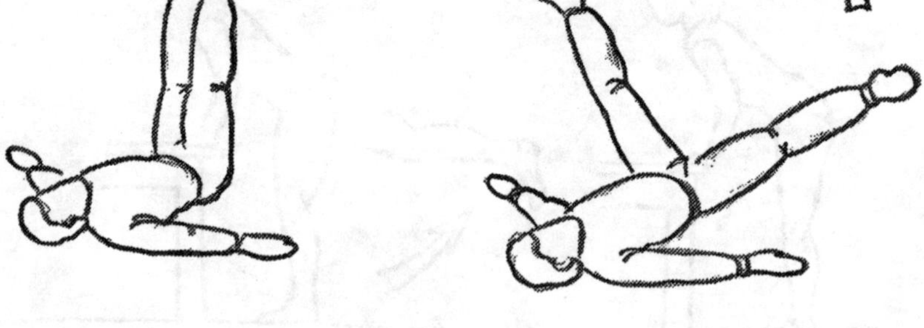

Faites 20 à 30 « demi-accroupissements ». Pour ne pas abîmer vos genoux, évitez de descendre au maximum.

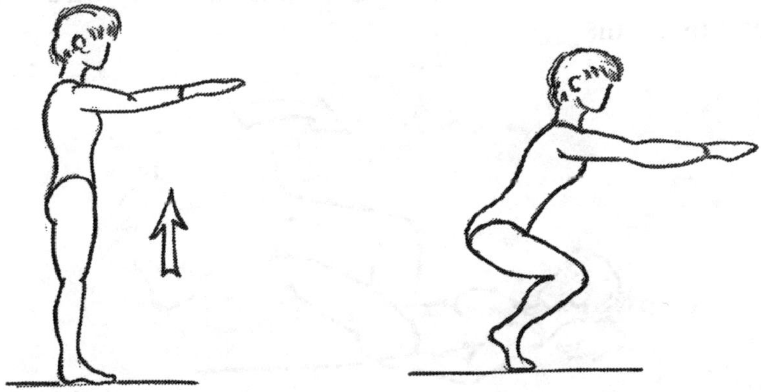

Allongé sur le dos, jambes un peu pliées. Soulevez légèrement les épaules 10 à 20 fois.

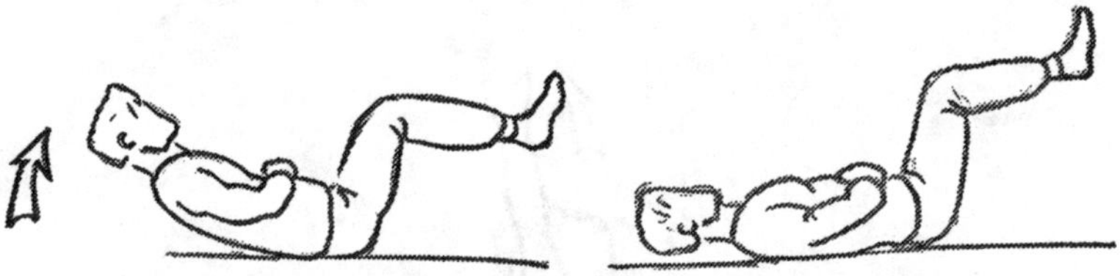

Allongé sur le dos, ramenez les genoux sur la poitrine, 10 à 20 fois. Attention à ne pas creuser le dos, quitte à caler votre bassin avec vos mains !

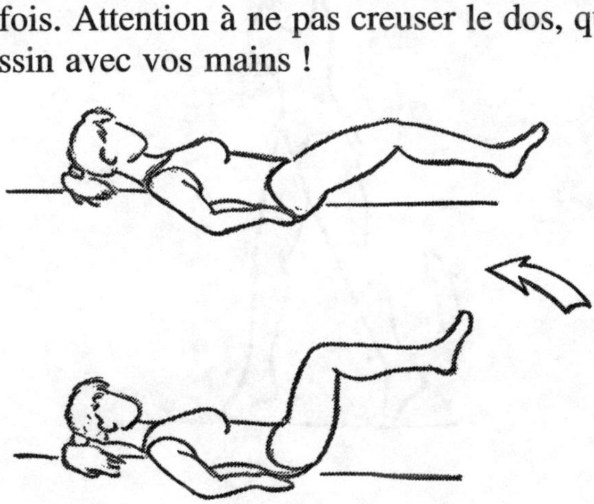

Allongé sur le dos, ramenez les genoux sur la poitrine, alternativement vers la droite et vers la gauche, 10 à 20 fois. Attention à ne pas creuser le dos, quitte à caler votre bassin avec vos mains !

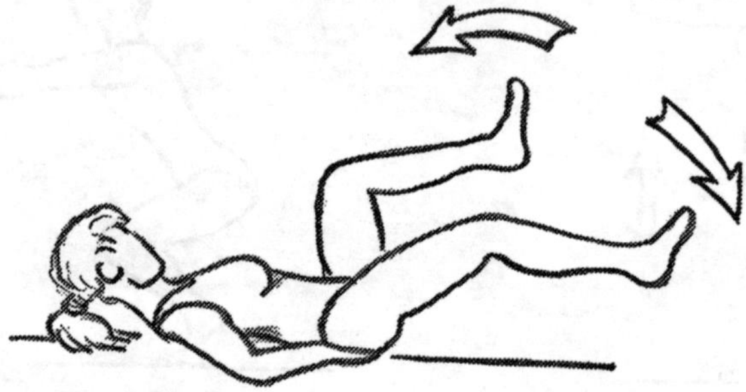

Marchez 1 minute sur la pointe des pieds, en redressant votre dos et en tirant vos mains vers le haut.

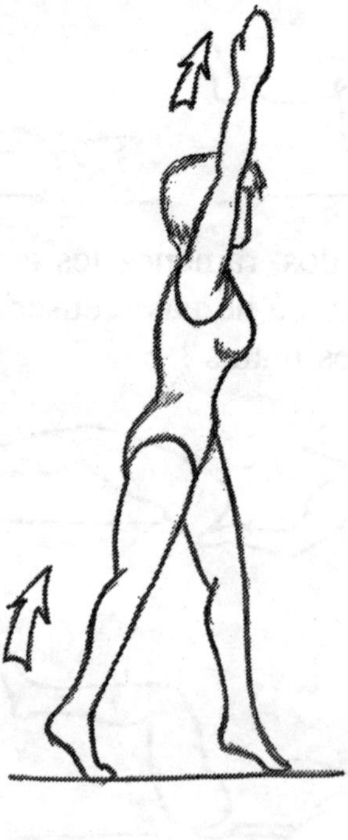

Marchez 1 minute sur la pointe des pieds, en redressant votre dos et en tirant vos mains vers l'arrière.

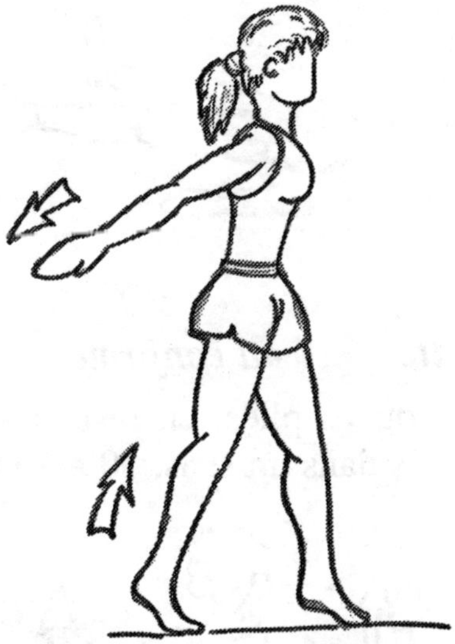

Debout sur la jambe droite, pied gauche posé dans le creux du genou droit, écartez les bras et pliez les coudes. Maintenez l'équilibre quelques secondes.

Même chose de l'autre coté.

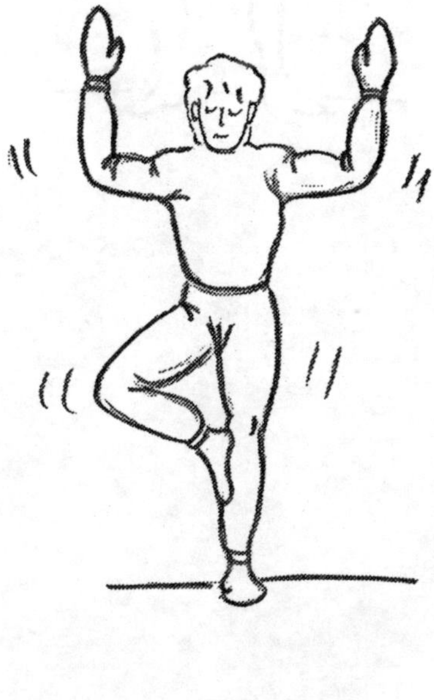

Allongé tranquillement sur le dos. Pratiquez 2 à 3 minutes de minirelaxation.

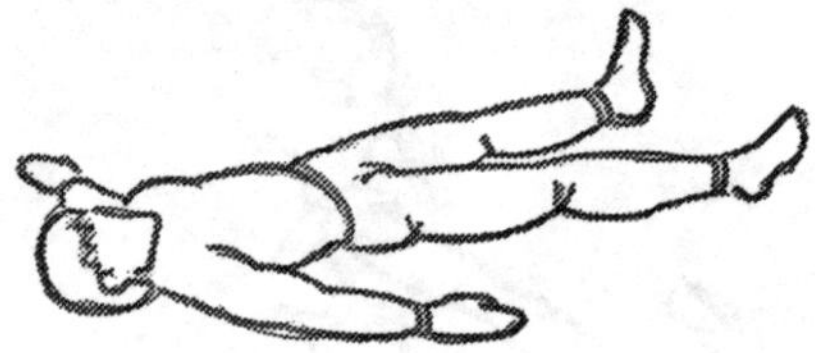

➤ *« Gym silhouette » niveau confirmé*

Tournez les coudes pliés, en restant sous la ligne des épaules. 10 à 20 fois dans un sens, 10 à 20 fois dans l'autre.

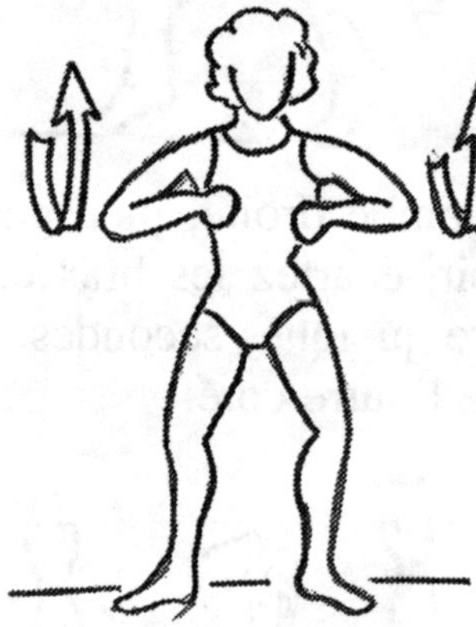

Faites 10 à 20 « minipompes». Les mains en appui sur le mur, légèrement en dessous de la ligne des épaules. Conservez la position près du mur 1 à 2 secondes.

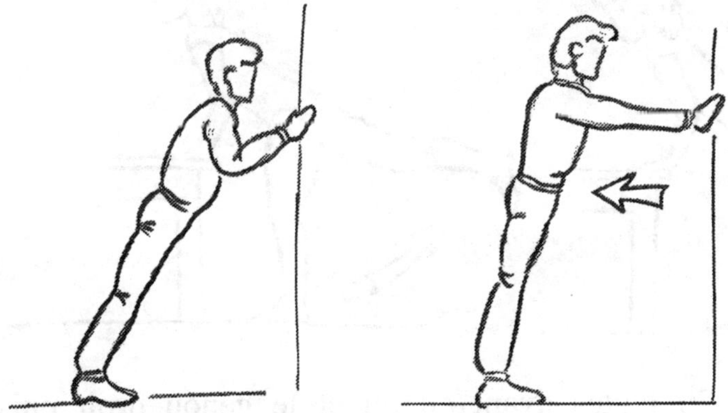

Écartez 10 à 20 fois les bras vers le haut, conservez la position 2 secondes. Le buste légèrement penché en avant et le dos droit.

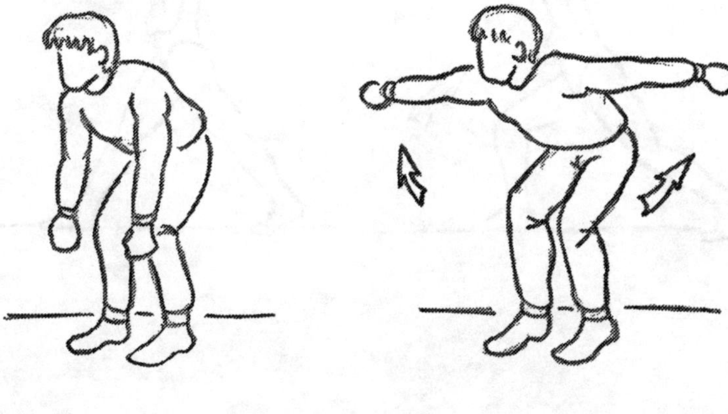

En appui sur les coudes et les genoux. Montez la jambe vers l'arrière. 10 à 20 fois à droite, 10 à 20 fois à gauche.

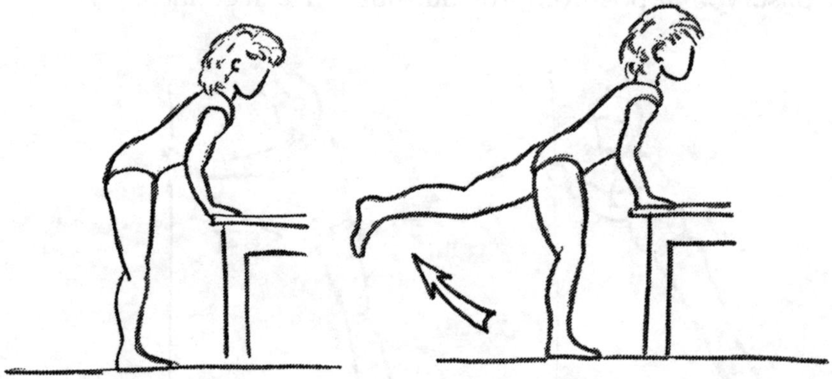

Faites 20 fentes avant en pliant le genou droit puis 20 fentes avant en pliant le genou gauche.

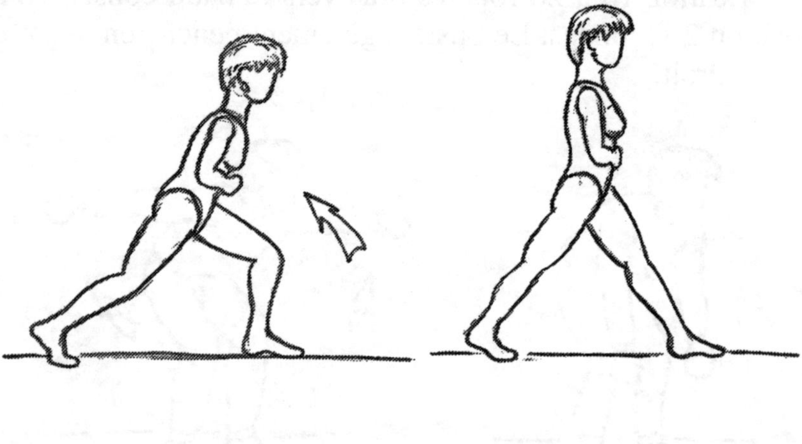

Montez la jambe sur le côté. 10 à 20 fois à droite, 10 à 20 fois à gauche. Posez vos mains en appui sur un mur ou sur une table.

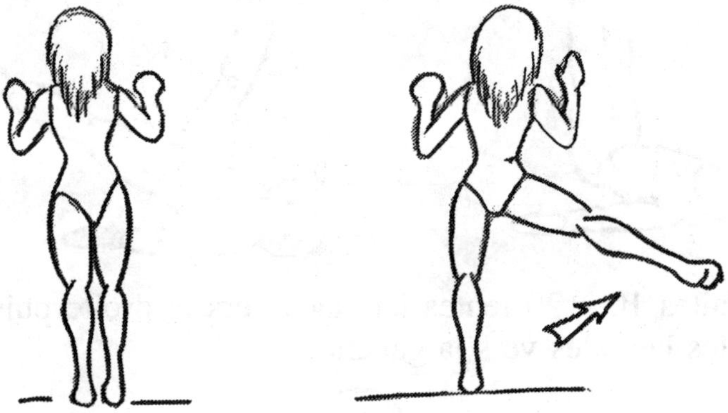

Allongé sur le côté droit, montez 10 à 20 fois la jambe gauche puis, allongé sur le côté gauche, montez 10 à 20 fois la jambe droite.

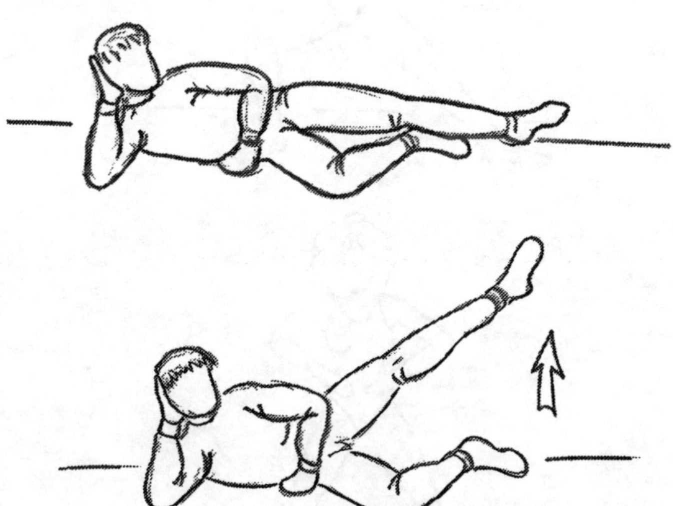

Allongé sur le dos, écartez puis rapprochez les jambes, 10 à 20 fois.

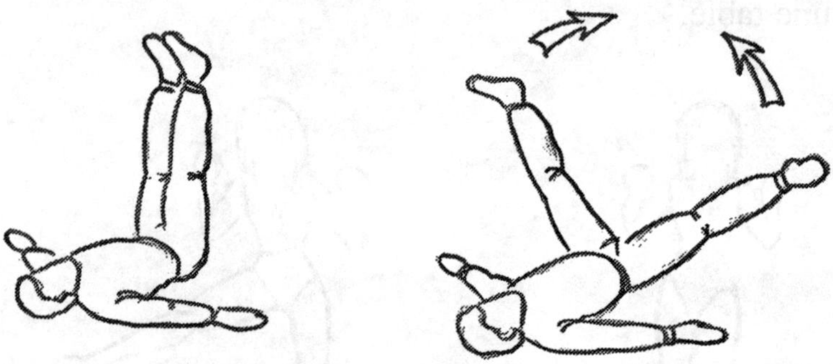

Faites 10 à 20 fentes latérales vers la droite puis 10 à 20 fentes latérales vers la gauche.

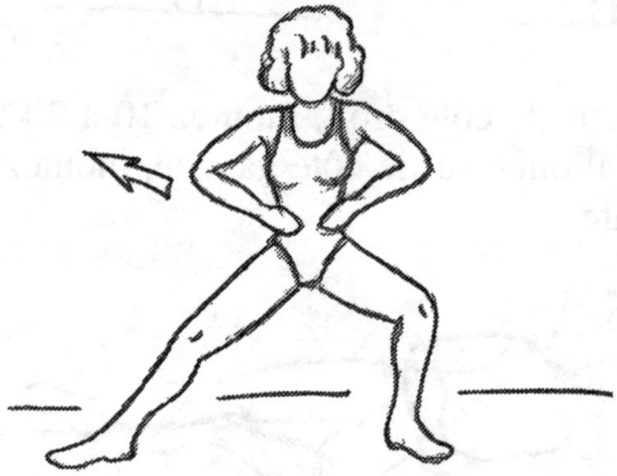

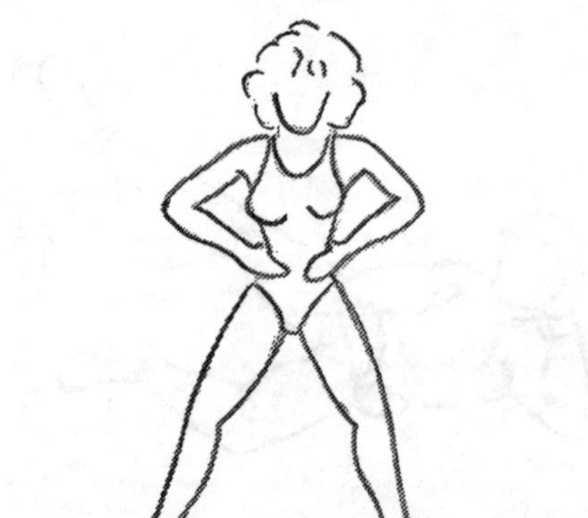

Debout en appui sur une seule jambe, la main posée sur un mur voisin. Pliez légèrement la jambe puis remontez en poussant sur la pointe des pieds. 10 à 20 fois à droite, 10 à 20 fois à gauche.

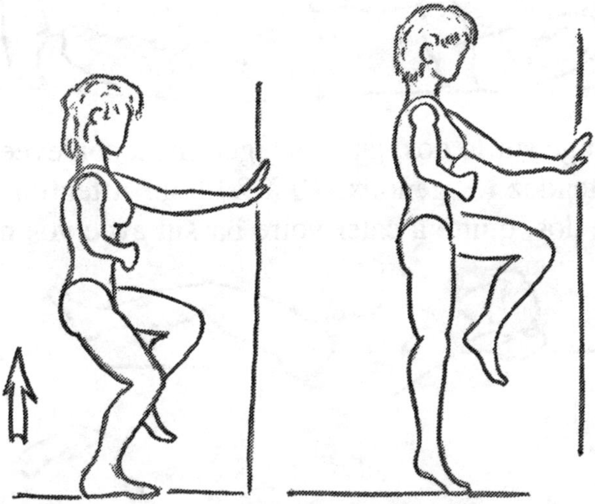

Debout sur la jambe droite, une main posée sur un mur voisin, montez 10 à 20 fois le genou gauche. Même chose du côté opposé.

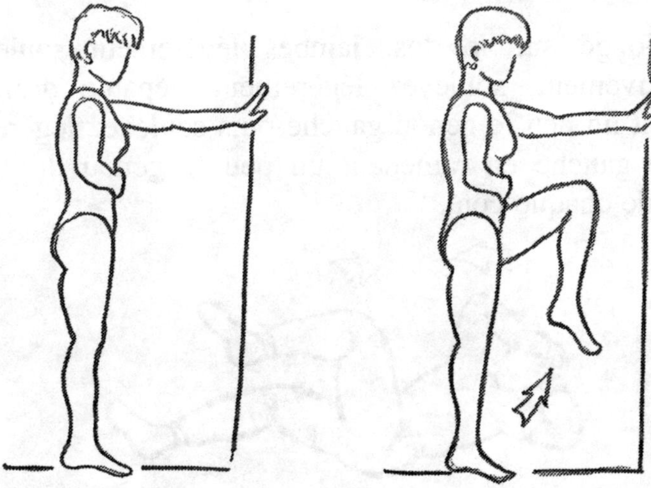

Allongé sur le dos, jambes légèrement soulevées. Soulevez légèrement les épaules 10 à 20 fois.

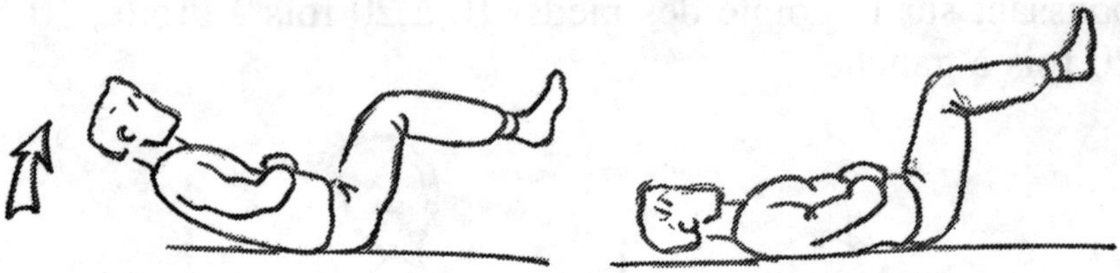

Allongé sur le dos, jambes légèrement soulevées. Ramenez puis tendez les genoux, 10 à 20 fois. Attention à ne pas creuser le dos, quitte à caler votre bassin avec vos mains !

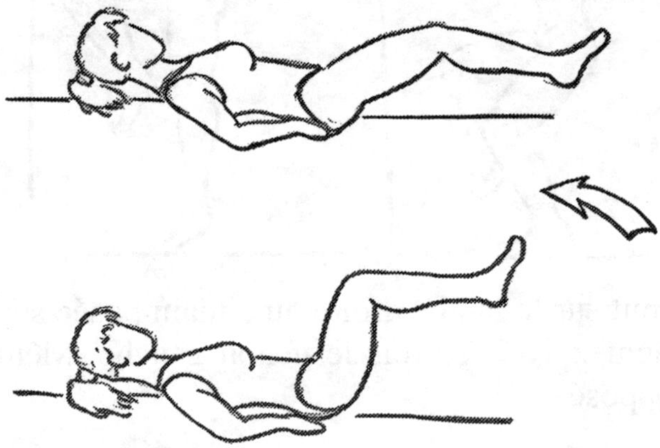

Allongé sur le dos, jambes légèrement soulevées. Alternativement, soulevez légèrement l'épaule droite en ramenant un peu le genou gauche puis soulevez légèrement l'épaule gauche en ramenant un peu le genou droit. 5 à 10 fois de chaque côté.

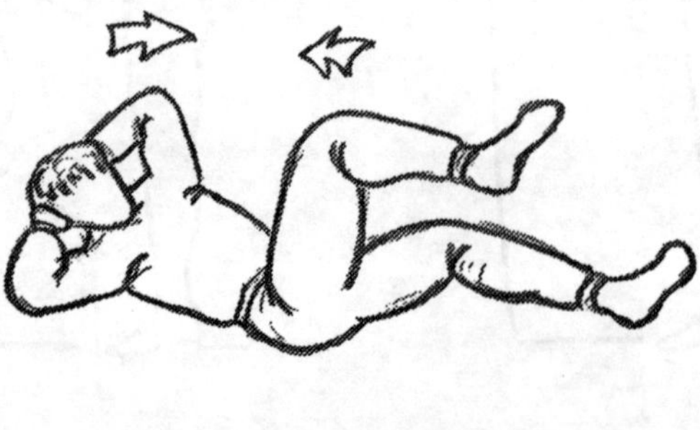

Allongé sur le dos, jambes un peu pliées. Soulevez le bassin 10 à 20 fois.

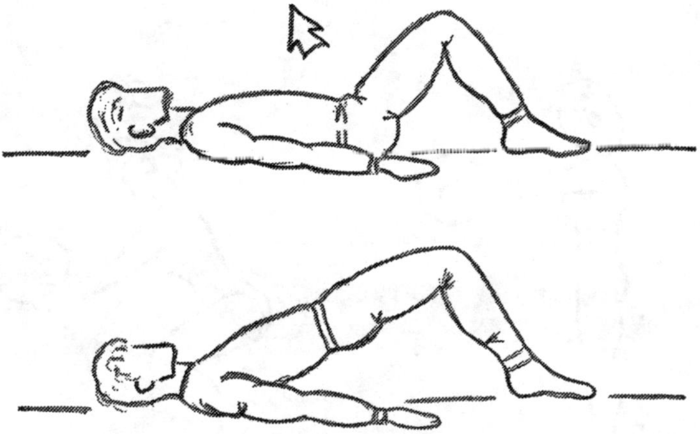

Debout, jambes légèrement fléchies. Penchez-vous en avant et remontez doucement en déroulant lentement votre colonne vertébrale. Maintenez 1 seconde une belle position redressée. Faites le mouvement 10 à 20 fois.

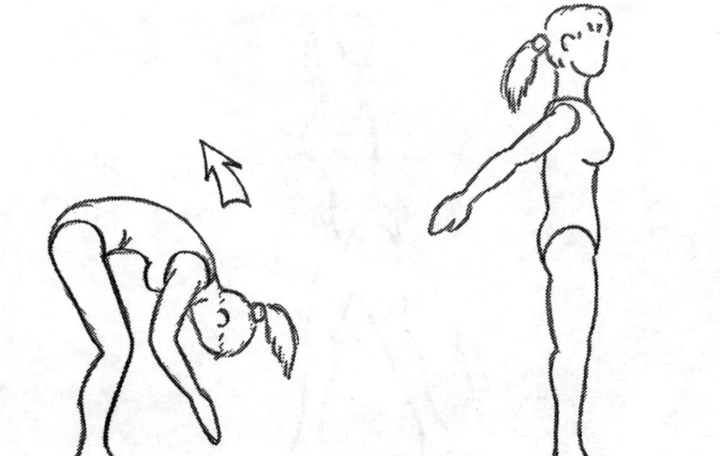

Debout un ballon ou une bouteille en plastique dans les mains. Lâchez l'objet puis rattrapez-le en fléchissant les genoux et en conservant le dos droit. Faites l'exercice 10 à 20 fois.

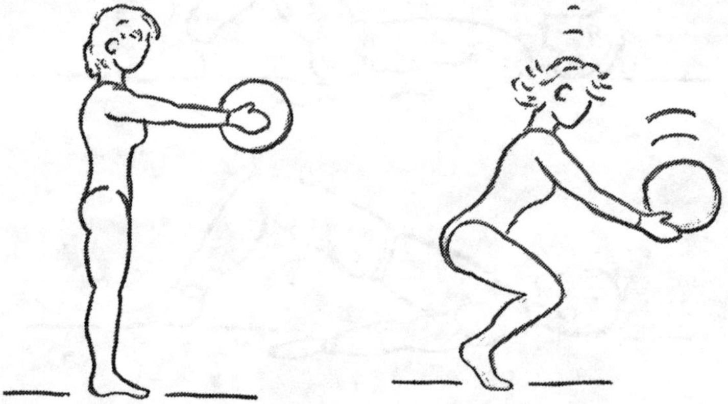

Marchez 1 à 2 minutes sur la pointe des pieds, en redressant votre dos et en tirant vos mains vers le haut.

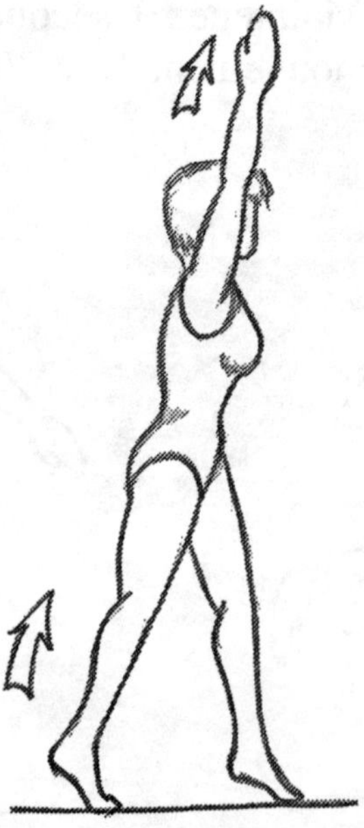

Marchez 1 à 2 minutes sur la pointe des pieds, en redressant votre dos et en tirant vos mains vers l'arrière.

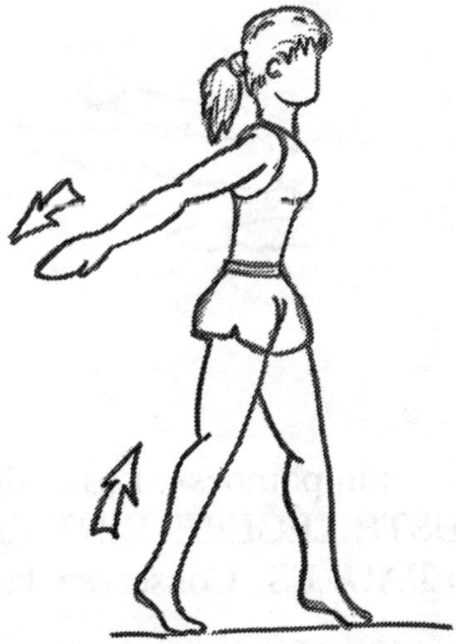

Debout sur la jambe droite, pied gauche posé dans le creux du genou droit, écartez les bras et pliez les coudes. FERMEZ LES YEUX. Maintenez l'équilibre quelques secondes. Même chose de l'autre côté.

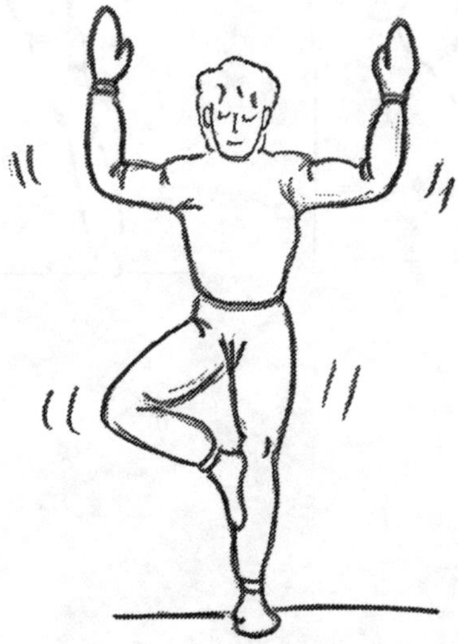

Allongé tranquillement sur le dos. Pratiquez 2 à 3 minutes de minirelaxation.

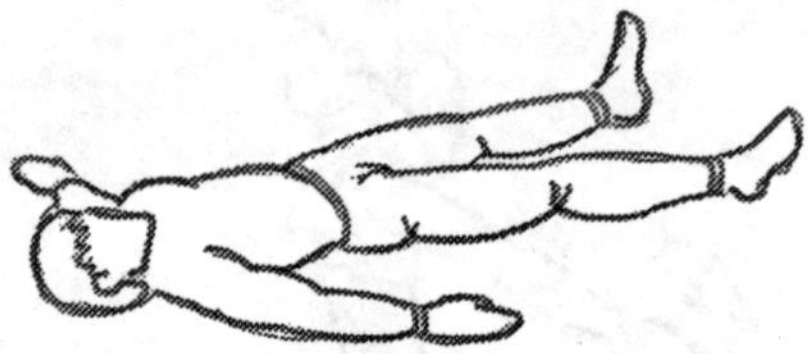

➤ *« Gym du jogger »*

Faites 10 à 20 « minipompes». Les mains en appui sur le mur, PRÈS DU BUSTE LÉGÈREMENT EN DESSOUS DE LA LIGNE DES ÉPAULES. Conservez la position près du mur 1 à 2 secondes.

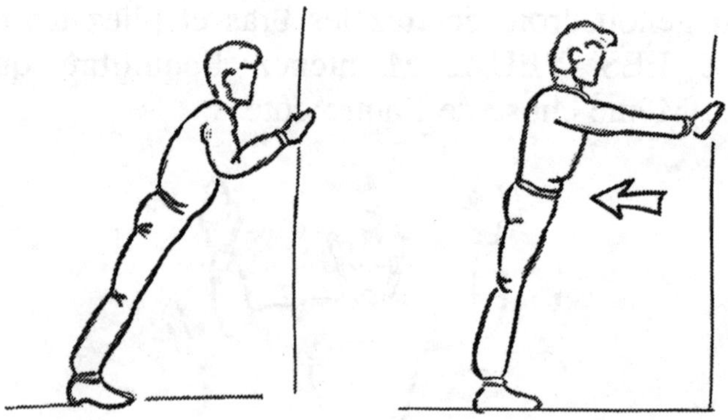

Debout sur la jambe droite, une main posée sur un mur voisin, montez 10 à 20 fois le genou gauche. Même chose du côté opposé.

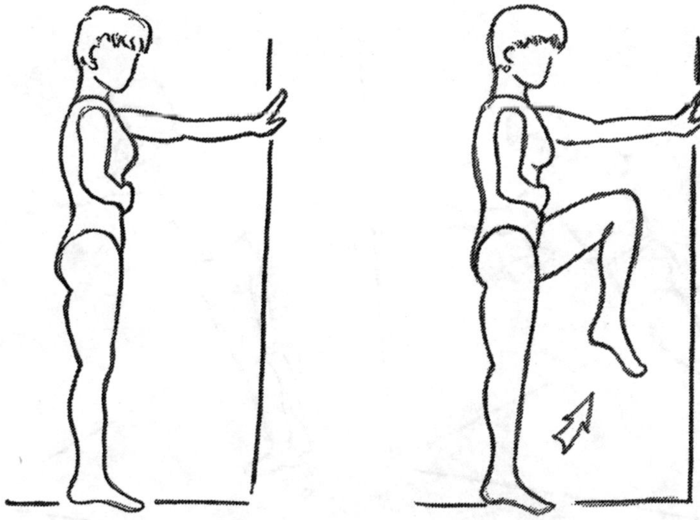

Allongé sur le dos, jambes un peu pliées. Soulevez le bassin 10 à 20 fois.

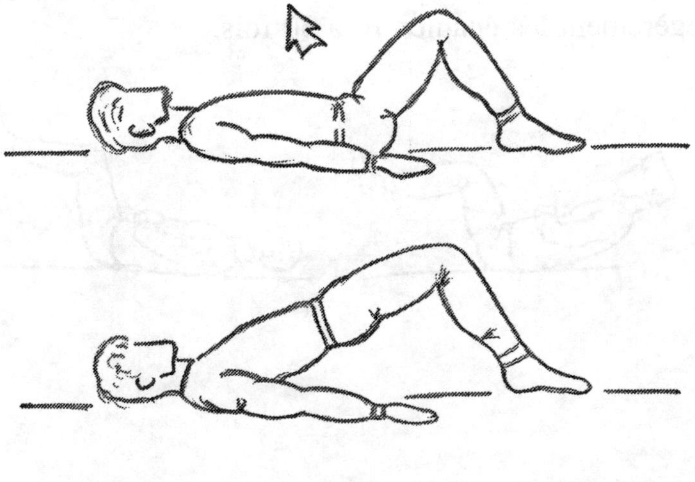

Faites 10 à 30 « minipompes». Les mains TRÈS ÉCARTÉES en appui sur le mur, légèrement en dessous de la ligne des épaules. Conservez la position près du mur 1 à 2 secondes.

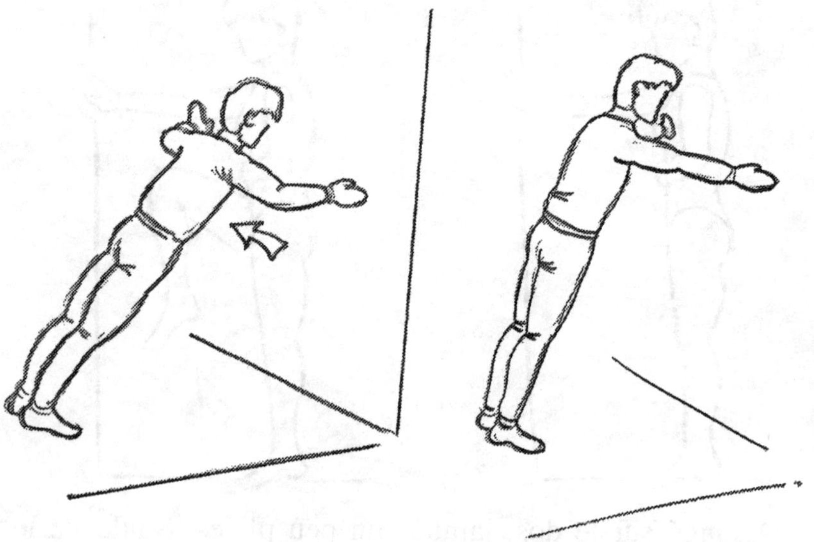

Allongé sur le dos, jambes pliées, pieds en l'air. Soulevez légèrement les épaules 10 à 30 fois.

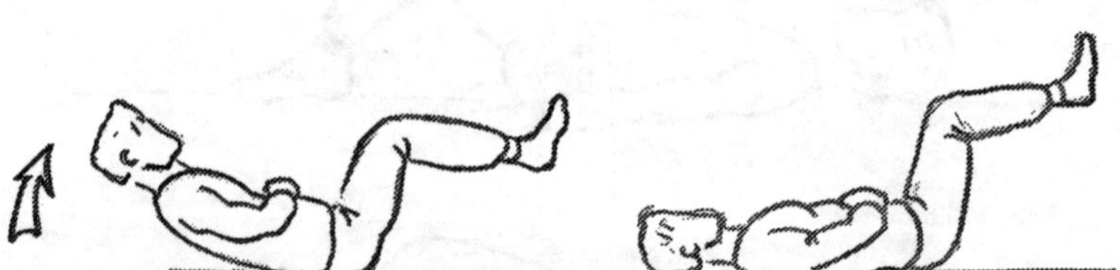

Debout, inclinez le buste à droite puis à gauche 10 à 30 fois de chaque côté.

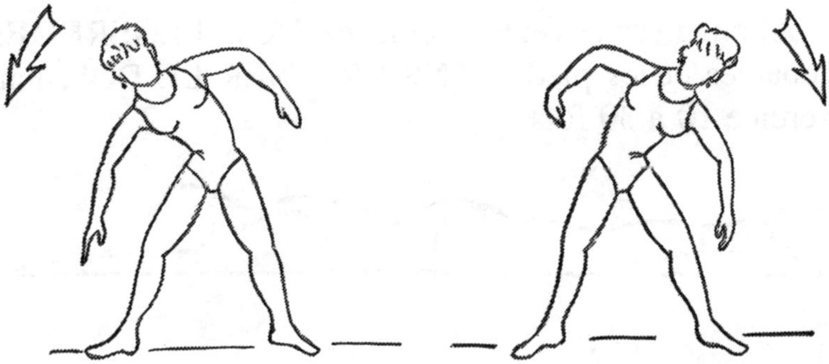

Faites 10 à 30 « minipompes». Les mains AU-DESSUS DE LA TÊTE en appui sur le mur. Conservez la position près du mur 1 à 2 secondes.

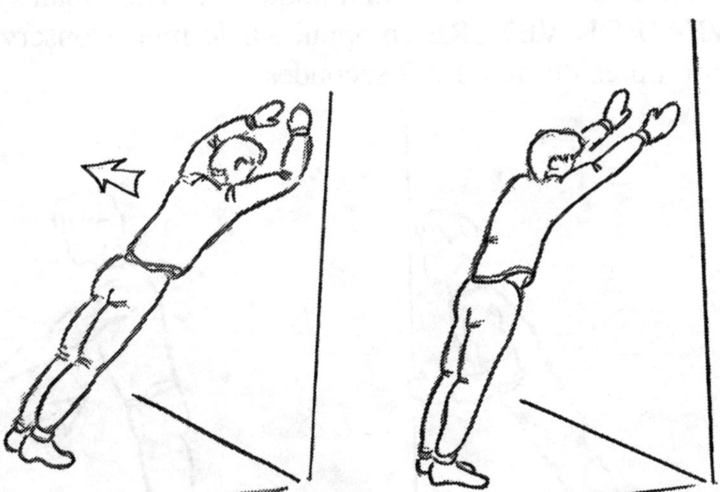

Allongé sur le dos, étendez puis repliez les jambes 10 à 30 fois. Attention de ne pas creuser le dos, quitte à placer vos mains sous votre bassin.

Allongé sur le ventre, soulevez TRÈS LÉGÈREMENT les épaules et les pieds SANS CREUSER LE DOS. Faites l'exercice 10 à 30 fois.

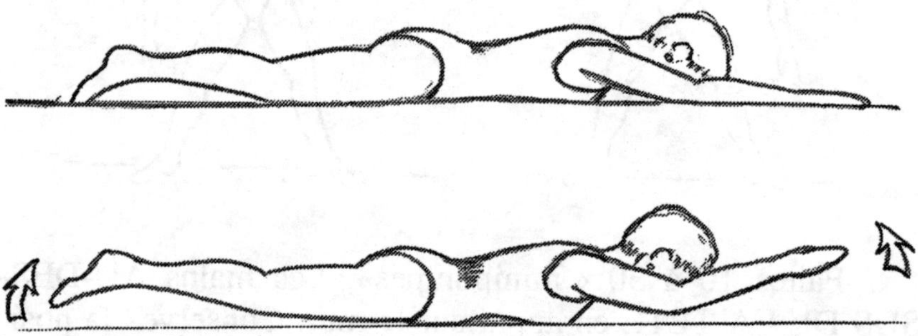

Faites 10 à 30 « minipompes». Les mains AU NIVEAU DU VENTRE en appui sur le mur. Conservez la position près du mur 1 à 2 secondes.

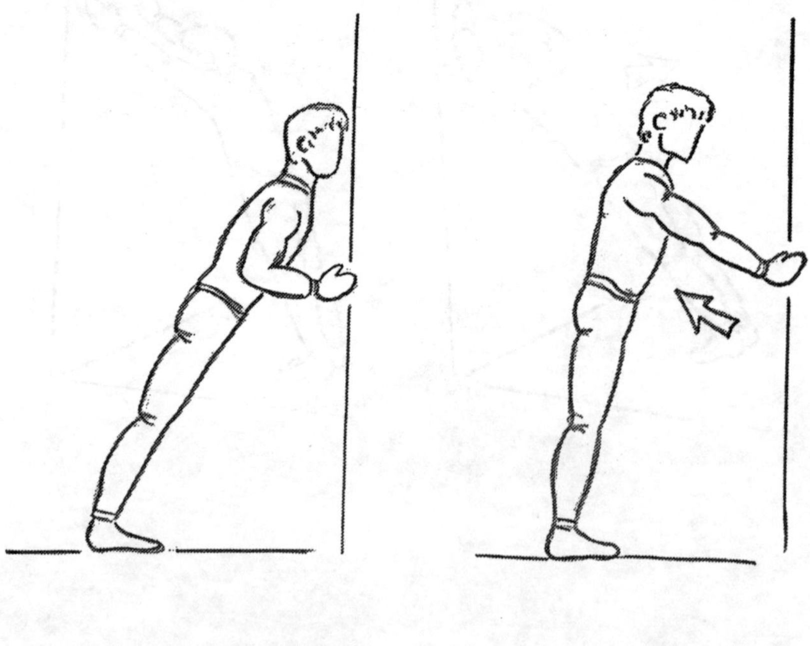

Allongé sur le dos, jambes légèrement soulevées. Alternativement, soulevez légèrement l'épaule droite en ramenant un peu le genou gauche, puis soulevez légèrement l'épaule gauche en ramenant un peu le genou droit. 5 à 15 fois de chaque côté.

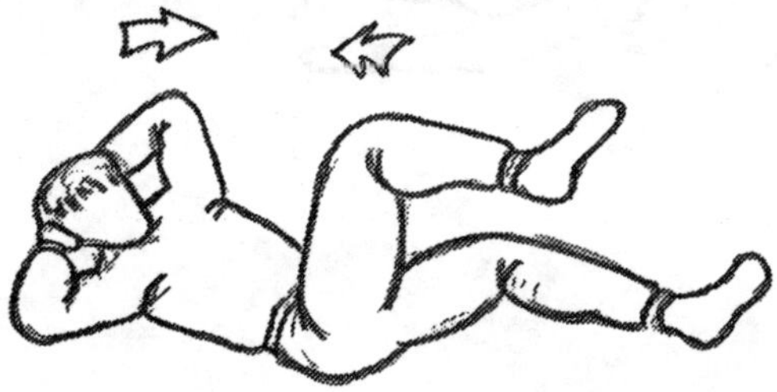

Allongé sur le côté, en appui sur l'avant-bras, montez le bassin pour aligner la colonne vertébrale et les jambes. Faites le mouvement 5 à 15 fois de chaque côté.

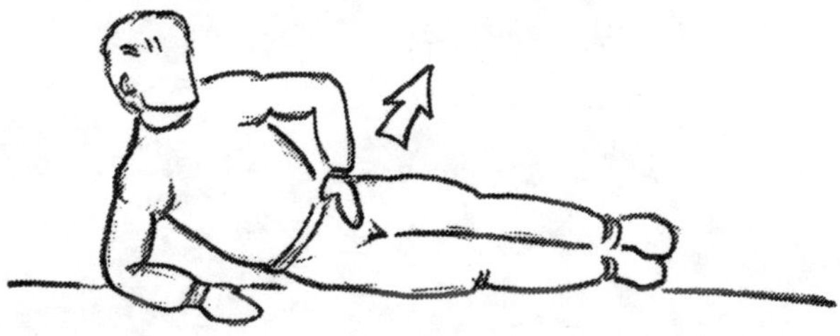

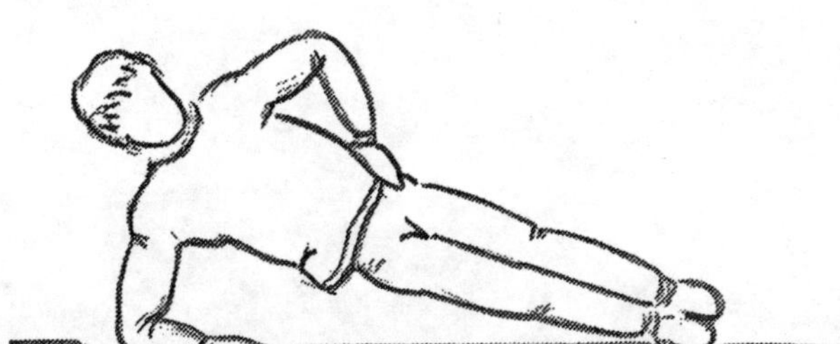

Allongé tranquillement sur le dos. Pratiquez 2 à 3 minutes de minirelaxation.

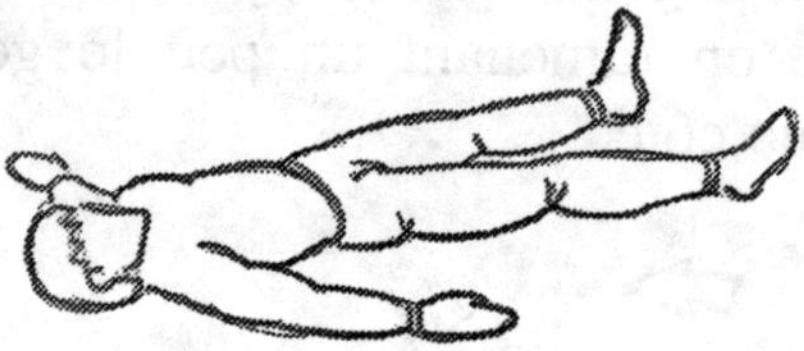

CHAPITRE 9

Quels sports pour mincir ?

À l'aide des fiches suivantes vous pouvez vous concocter un programme sportif personnalisé et efficace pour mincir. Parmi les activités physiques décrites, choisissez celles que vous préférez et qu'il vous est possible de pratiquer aisément. En fonction des bénéfices et des quelques désavantages de chacune d'elles, je vous invite à vous trouver un panel d'exercices diversifiés et complémentaires. En suivant les conseils proposés, vous limitez les inconvénients de chaque discipline et vous en optimisez les bienfaits et l'efficacité.

Le bilan médical est le bienvenu !

C'est le revers de la médaille ! Brûler des calories pour mincir oblige à amener de l'oxygène jusqu'au bûcher musculaire ! C'est le cœur qui se charge du travail. Plus l'activité est consommatrice d'énergie, plus le muscle cardiaque est mis à contribution. Ce précieux organe ne doit pas défaillir pendant l'effort sous peine d'accident grave engageant le pronostic vital, il est indispensable de procéder à un examen cardio-vasculaire minutieux. Loin d'interdire toute activité physique, les maladies cardio-vasculaires imposent

Le sport se révèle efficace pour mincir grâce à plusieurs mécanismes :

1. Il provoque une ***dépense énergétique PENDANT l'activité***. Les sports d'endurance sont les plus actifs car ils sollicitent de façon continue une volumineuse masse musculaire pendant une durée prolongée.
2. Il impose une ***combustion calorique ENTRE les séances*** essentiellement pour réparer et entretenir la masse musculaire acquise à l'entraînement.
3. Il sculpte et affine la silhouette ***en améliorant la posture*** et la coordination, ***en galbant les muscles*** et ***en favorisant le retour veineux***.

un bilan diagnostique, et éventuellement un traitement adapté. Une activité physique bien conduite, permettant notamment de maigrir, s'inscrit le plus souvent dans l'arsenal thérapeutique.

Il est également nécessaire de faire le point sur les articulations qui mobiliseront ou déplaceront votre corps de sédentaire repenti ou de sportif chevronné. Les usures, les séquelles de traumatisme ou les anomalies constitutionnelles sont à l'origine de conseils salutaires et parfois d'orientation vers certaines disciplines sportives. Là encore, si les modalités de pratique sont bien choisies, muscler, assouplir et coordonner le fonctionnement d'une articulation défaillante devient tout à fait bénéfique !

Un bilan staturo-pondéral, déterminant le poids, la taille et le taux de graisse, permet de faire le point sur les contraintes imposées au système cardio-vasculaire et aux articulations. C'est aussi l'occasion de réaliser un état des lieux au moment où s'engagent vos bonnes résolutions. En utilisant le cocktail synergique « programme sportif adapté et amélioration des conduites alimentaires », vous vous éloignerez rapidement de ce point de départ pour ne jamais y revenir !

➤ *Votre bilan cardiaque : simplicité et rigueur !*

Avant de renouer avec le sport, il est conseillé de s'assurer du bon fonctionnement de votre cœur. Si vous êtes un homme de plus de 40 ans et si vous êtes en surpoids, un examen cardio-vasculaire simple et rigoureux s'impose. La surcharge pondérale est fréquemment associée à l'hypertension artérielle, à l'excès de cholestérol ou de sucre dans le sang. Ces derniers constituent des facteurs de risque de la crise cardiaque pendant l'effort. En France, chaque année, mille cinq cents sportifs en pleine forme sont victimes d'une « mort subite à l'effort ». Ce sont en fait des cardiaques qui s'ignorent et 85 % d'entre eux ont été victimes d'un infarctus à l'exercice. En interrogeant les familles des disparus ou les rares individus rapidement réanimés, on constate que la plupart de ces personnes avaient ressenti des symptômes cardiaques qui avaient été négligés !

Les signes précurseurs de maladies cardiaques

En pratique, le bilan médical doit rechercher les manifestations cardiaques survenant à l'effort et trop souvent passées inaperçues : malaises, pertes de connaissance, douleurs dans la poitrine, palpitations et éventuellement essoufflements de survenue récente et inappropriée à l'intensité de l'effort, maux de tête qui tapent au rythme du cœur ! Heureusement, ces symptômes sont souvent sans gravité, mais votre médecin se doit d'exclure une origine cardiaque grave !

Les études montrent qu'un interrogatoire rigoureux et consciencieux se révèle plus efficace qu'une série d'examens complémentaires sophistiqués et coûteux pour tenter de prévenir la mort subite du sportif. Le médecin doit s'enquérir de l'absence de ces symptômes. Dans le jargon médical, on parle de « recueil des signes négatifs » : pas de malaise, pas de perte de connaissance, pas de douleur dans la poitrine, etc. En aucun cas, il ne faut se contenter du sempiternel : « Et au niveau du cœur, tout va bien ? » Les sportifs ne sont pas censés connaître la signification de leurs perceptions corporelles. Ils ne rattachent pas forcément un malaise à un problème de cœur. Même lorsque vous leur posez expressément la question : « Avez-vous déjà eu des malaises pendant le sport ? » ils vous rétorquent souvent : « Oui, parfois, mais c'étaient des hypoglycémies. » C'est possible mais ce n'est pas évident : le médecin doit absolument rechercher et éliminer une origine cardiaque à ce symptôme !

Les facteurs favorisant l'obstruction partielle des artères du cœur

Vous l'avez compris, la mort subite du sportif tant redoutée chez le sédentaire repenti ou le sportif aguerri de plus de 40 ans est une crise cardiaque. Ce drame est provoqué par l'obstruction complète et brutale de l'une des artères apportant le sang au cœur. Ces dernières portent le nom de coronaires car elles forment autour du cœur une véritable couronne. Ces vaisseaux commencent par se boucher partiellement avec des plaques de graisse appelées athéromes : c'est la maladie coronarienne ! Les facteurs favorisant la présence de ces épaississements graisseux sont bien connus ! il s'agit de :

– l'âge supérieur à 40 ans,
– le sexe masculin,

– les antécédents familiaux de crise cardiaque ou de maladie coronarienne,
– le tabac,
– l'hypertension artérielle,
– l'excès de cholestérol dans le sang.

Mais aussi :

– le diabète,
– le stress,
– le surpoids,

... et la sédentarité.

Les trois premiers sont « incurables ». La médecine n'a aucune influence sur votre âge, votre sexe ni les maladies de vos ascendants ! De ce fait, ils sont trop souvent omis, ou leur influence sous-évaluée ! Pourtant ils se révèlent essentiels. Certains cardiologues considèrent, par exemple, que votre génétique interviendrait pour moitié dans votre risque.

Les trois suivants, le tabac, l'excès de cholestérol et l'hypertension artérielle, peuvent être soignés ou pris en charge par votre médecin. Aussi sont-ils rarement négligés. Ils motivent souvent des conseils d'hygiène de vie, un traitement et un bilan préventif.

Le dernier groupe, diabète, stress et surpoids, aurait moins d'influence, mais ils ne doivent pas être oubliés. Le surpoids, par exemple ! Autrefois, on pensait qu'il n'agissait que par l'intermédiaire des maladies souvent associées comme l'excès de cholestérol ou l'hypertension artérielle. Mais les études statistiques ont prouvé son influence directe sur les artères du cœur.

La sédentarité mérite quelques commentaires spécifiques. Auparavant négligée, elle se révèle un facteur de risque à part entière. Les pouvoirs publics tentent de la combattre ardemment en vous sommant de « marcher activement 30 minutes par jour ». C'est bien ! Mais vous savez qu'on peut mieux faire ! La sédentarité multiplie par 2 à 3 le risque de crise cardiaque tout comme l'excès de cholestérol, l'hypertension artérielle ou le tabagisme ! C'est dire toute l'ambivalence de l'exercice ! Le sport peut favoriser la survenue d'une crise cardiaque à l'effort ! Le sport bien pratiqué, après un bilan et parfois un traitement médical adapté, se montre particulièrement efficace pour lutter contre les maladies cardio-vasculaires !

En pratique, si vous êtes un homme de plus de 40 ans ou une femme de plus de 55 ans, si vous souffrez d'un surpoids et souhaitez reprendre le sport : vous devez bénéficier d'une épreuve d'effort. Il en est de même si vous présentez des symptômes intrigants comme les « douleurs dans la poitrine pendant le sport ».

Les différentes étapes de l'examen du cœur

L'examen clinique habituel comprend, outre l'interrogatoire rigoureux, plusieurs étapes cruciales :

– L'auscultation, c'est-à-dire l'écoute des bruits du cœur et des artères avec un stéthoscope.
– La mesure de la fréquence cardiaque et de la tension artérielle.
– La palpation du pouls, c'est-à-dire la recherche de l'impulsion caractérisant le passage correct du sang dans les principales artères du corps.
– Le test des accroupissements appelé « test de Ruffier » est conseillé.

Il consiste à réaliser 20 à 30 accroupissements. Juste après l'effort et dans les minutes qui suivent, le médecin évalue la fréquence et la régularité du rythme cardiaque. Il détermine aussi la tension artérielle.

En effet, dans le cadre d'un bilan médico-sportif, il est intéressant d'étudier l'évolution de ces paramètres « santé » pendant et après l'exercice. Parfois, l'effort aggrave une tension artérielle de repos « limite supérieure ». De temps à autre, les chiffres se normalisent à l'issue de la récupération, confirmant l'aspect bénéfique du sport sur la régularisation de tension artérielle.

Enfin, les fréquences cardiaques de repos, d'effort et de récupération donnent une idée de la condition physique. Ces résultats peuvent aider le praticien à vous concocter un programme progressif, adapté à votre forme du moment. Ils lui permettent de suivre votre progression et de vous encourager face à l'amélioration de vos résultats.

- L'électrocardiogramme de repos ou ECG, c'est-à-dire l'enregistrement de l'activité électrique de votre cœur.

Si votre médecin du sport détecte la moindre anomalie au cours de ces différents tests, il poussera les investigations. Il peut prendre un avis spécialisé auprès d'un cardiologue. Tous deux ont la possibilité de prescrire des examens complémentaires. Les plus fréquemment indiqués sont l'épreuve d'effort, l'échographie cardiaque, le Holter ECG et le Holter de tension artérielle.

L'épreuve d'effort consiste à pédaler, juché sur un vélo immobile, progressivement jusqu'au maximum de vos capacités. Pendant ce temps un électrocardiographe enregistre les signes électriques en provenance de votre cœur. Quand l'effort s'intensifie, il peut détecter une souffrance liée à une mauvaise oxygénation, elle-même provoquée par une obstruction partielle des artères du cœur. Si de tels signes apparaissent, les examens doivent être approfondis pour confirmer le diagnostic et évaluer la gravité des lésions. À l'issue, vous le savez, l'activité physique bien adaptée fera partie du traitement. Si, en revanche, tout est normal, vous pouvez commencer votre programme sportif. Attention, humilité et progressivité, puis régularité et continuité restent des règles d'or, même quand le cœur est en bonne santé !

• *L'échographie.* Elle analyse la forme du cœur tout comme elle permet de voir la morphologie du fœtus. Elle recherche des malformations du muscle ou des valves cardiaques.

• *Le Holter ECG.* Ce petit boîtier de la taille d'un baladeur est discrètement relié à des électrodes placées sur votre poitrine. Il enregistre l'activité électrique du cœur pendant 24 heures. Il recherche des battements cardiaques irréguliers, sources de palpitations ou de malaise.

• *Le Holter de tension artérielle.* Ce petit compresseur portable prend la tension artérielle tout au long de la journée. Il permet de calculer la moyenne des résultats obtenus et fait la part entre l'hypertension réelle et celle liée au stress de la visite médicale.

L'examen cardiaque

Il recherche les symptômes laissant craindre un risque de maladie cardiaque dangereuse pour le sportif :
— perte de connaissances,
— malaises,
— palpitations,
— douleurs thoraciques,
— maux de tête qui tapent au rythme du cœur,
et les facteurs favorisant l'obstruction des artères du cœur.

➤ *L'examen des articulations et de la colonne vertébrale*

Votre médecin du sport vous écoute

Comme le bilan cardiaque, l'examen des articulations et de la colonne vertébrale commence par un interrogatoire consciencieux. Cc dernier recherche des antécédents de traumatismes et recueille les plaintes du patient ! Les symptômes ressentis ne se résument pas aux douleurs, il faut s'enquérir de la survenue de gonflements, de craquements, de claquements, de raideurs ou de blocages articulaires. Les instabilités ou « entorses récidivantes » sont indispensables à détecter car elles peuvent être soignées et doivent moduler la pratique sportive.

Votre médecin du sport vous examine

Dans un second temps, les articulations sont méticuleusement observées et testées. Il est nécessaire de s'appesantir sur les secteurs anatomiques ayant subi des traumatismes. Les anomalies morphologiques sont mentionnées. L'amplitude des mouvements possibles pour chaque articulation est évaluée. À cette occasion, le médecin peut détecter des limitations provoquées par l'usure ou au contraire un excès de souplesse faisant suite à des entorses. La force musculaire est appréciée globalement et plus précisément dans les zones « à problème ».

Votre médecin vous prescrit des examens

Si nécessaire, un bilan plus approfondi est programmé. Voici quelques examens complémentaires et leurs indications les plus classiques.

– Une simple radiographie se révèle particulièrement contributive. Même si elle ne permet de voir que les os, elle détecte et évalue la gravité d'une arthrose. Cette lésion dégénérative correspond à l'usure du cartilage. Ce dernier est la substance lisse qui recouvre les os au niveau des articulations. Ainsi, sa disparition insidieuse provoque, à la radio, une réduction de l'espace entre les pièces osseuses. L'os réagit en tentant de résister, il devient plus dense, construit des « becs de perroquet », puis finit par céder à son tour en se perforant de petites cavités nommées géodes.
– Une échographie permet d'observer efficacement les tissus mous du corps humain, notamment ceux situés à proximité de la peau. Cet examen est efficace pour évaluer l'état des tendons, ces cordelettes fibreuses reliant les muscles à l'os et assurant la transmission des forces de contraction pour mobiliser les articulations. C'est notamment au niveau de l'épaule, du genou et de la cheville que l'échographie se montre performante.
– Le scanner est souvent utilisé pour rechercher et évaluer la gravité d'une hernie discale. Entre les vertèbres, on trouve une structure amortissante, le disque intervertébral. Ce dernier peut se déchirer et laisser couler la substance gélatineuse contenue au centre de ses anneaux fibreux : c'est la hernie discale. Parfois, le disque n'est pas fendu, il est seulement usé et aplati, c'est l'insuffisance discale. En fonction de la forme du disque, le scanner permet de faire la différence entre ces deux lésions. En cas de hernie, cet examen permet de voir si cette dernière va au contact d'un nerf pour provoquer une sciatique.
– L'IRM ou imagerie par résonance magnétique parvient à visualiser la totalité des structures articulaires. Les ligaments, ces cordelettes fibreuses reliant les os entre eux

et assurant la stabilité des articulations, sont bien observés. La rupture du ligament croisé antérieur situé dans la profondeur du genou, qui survient fréquemment au ski ou au football, peut être confirmée par cet examen.

Votre médecin du sport vous soigne et vous conseille

Les séquelles dc vieilles blessures, les usures ou les instabilités articulaires peuvent fréquemment bénéficier d'un traitement. Ce dernier s'effectue avant ou parallèlement à votre reprise de l'entraînement. La rééducation chez un kinésithérapeute constitue souvent l'intermédiaire entre soins médicaux et activité sportive. L'appareil locomoteur réapprend à fonctionner en douceur à l'aide d'exercices choisis et surveillés par un professionnel.

Habituellement, les lésions décelées obligent à moduler la pratique sportive, surtout si vous souffrez d'embonpoint. Souvent, des conseils s'imposent. Dans le cadre d'une activité donnée, il arrive que certains exercices soient à éviter ou que l'amplitude des mouvements soit à modifier. Parfois, il est préférable de diminuer, voire de renoncer à la pratique d'une discipline, quitte à s'orienter vers une ou plusieurs autres. Si la sollicitation de l'appareil locomoteur est bien choisie, plutôt que de se révéler nuisible, elle se montre bénéfique. Le renforcement des muscles, le gain de souplesse, l'amélioration de la coordination et le rodage des surfaces cartilagineuses favorisent un fonctionnement articulaire harmonieux. Le sédentaire repenti pratiquant depuis peu les sports d'entretien n'aggrave pas ces lésions ! Bien au contraire, il ne tarde pas à être soulagé !

L'exemple de l'arthrose illustre bien cette ambivalence. Quand cette lésion dégénérative atteint les membres inférieurs, il faut éviter… ou diminuer… les sports imposant de nombreuses ou de violentes réceptions avec tout le poids du corps. Le cartilage s'abîme encore plus s'il est cisaillé par de brusques changements de direction. Les dégâts se majorent à nouveau au cours de torsion et d'entorse de l'articulation usée. Ainsi, le football, le tennis et même le footing peuvent être déconseillés en cas d'arthrose de hanche ou de genou. En revanche, le vélo, l'aviron, la natation, l'aquagym et même la marche sont salutaires.

Quelle est la dépense d'énergie par heure d'activité ?

Il existe de nombreux tableaux donnant des chiffres précis en fonction du sport ou de l'activité pratiquée. Cependant l'interprétation de ces données se révèle bien difficile.

Il faut tenir compte du temps passé mais aussi de la vitesse et du relief, notamment pour la marche, la course ou le vélo. Au cours de ces activités réalisées sur terrain plat, c'est la distance parcourue qui reste le meilleur indicateur. Vous brûlez environ 500 kilocalories pour faire 10 kilomètres à pied, 20 kilomètres à vélo et 2 kilomètres en nageant.

Dans d'autres disciplines, il est d'usage d'alterner des pauses et des périodes d'activité intense. En sport collectif, la dépense calorique par heure d'entraînement diminue nettement si le *coach* est bavard ! En pratiquant le tennis, vous dépensez plus d'énergie si vous limitez les interruptions en jouant longtemps en fond de court. Lors d'une séance de musculation, vous savez que la combustion calorique est modérée alors qu'elle s'élève au repos pour réparer et entretenir la masse musculaire !

En pratique, il est présomptueux de vous donner un chiffre fiable pouvant orienter votre choix. Néanmoins, si l'information se révèle suffisamment pertinente, lorsque la discipline s'y prête, vous trouverez, dans les « fiches sports » qui suivent, un ordre de grandeur ! Heureusement, vous l'avez compris, l'efficacité du sport va bien au-delà de la dépense énergétique par heure d'activité.

Souvenez-vous !
Pour la même intensité ressentie, pour une même perception respiratoire, les sports d'endurance provoquent une combustion calorique à peu près équivalente. Si vos aptitudes physiques sont moyennes, quand vous êtes très légèrement essoufflé, lorsque vous pouvez « parler mais non chanter », vous brûlez environ 500 kilocalories par heure.

Le jogging

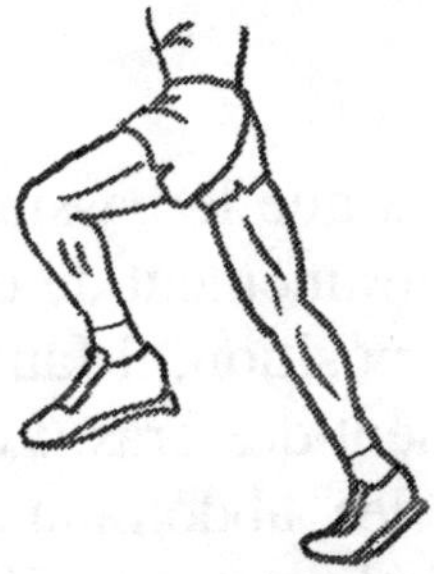

➤ *Avantages*

Importante dépense d'énergie PENDANT l'activité

Environ 500 kilocalories pour une heure à 10 km/h.

Le footing est un sport d'endurance par excellence grâce à l'utilisation continue de tous les muscles des jambes. La masse musculaire mise à contribution est plus volumineuse que sur un vélo. Ainsi, la combustion calorique est supérieure alors que la perception de difficulté reste plus modérée : les cuisses ne chauffent pas car l'effort est réparti dans tout le membre inférieur.

Travail musculaire sans prise de volume au niveau des membres inférieurs : les femmes apprécieront !

Propulser son corps à chaque foulée est une sollicitation musculaire non négligeable. Pour relancer la foulée, les muscles des jambes utilisent l'énergie élastique accumulée dans leur structure lors de la réception. Ce travail élastique du muscle abîme les fibres et impose de brûler de l'énergie dans les heures suivant la course pour reconstruire le tissu musculaire. Cette destruction des fibres musculaires lors de la course permet de limiter la prise de volume musculaire tout en conservant la combustion calorique indispensable à la reconstruction.

Travail de la posture

Tenir son dos alors que le bassin oscille à chaque foulée constitue un bon entraînement de coordination posturale. Pour prendre une belle position, il faut rechercher la tonicité du buste et le relâchement des bras. Les muscles longeant la colonne vertébrale et les abdominaux travaillent bien en courant pour soutenir le buste et équilibrer le bassin.

Lutte contre les facteurs de risque cardio-vasculaires souvent associés à l'excès de poids

Vous le savez, les sports d'endurance, correctement pratiqués, ont démontré leur efficacité pour lutter contre le diabète, l'excès de cholestérol et l'hypertension.

➤ *Inconvénients*

Pas de travail musculaire des bras

Travail musculaire sans prise de volume au niveau des membres inférieurs : les hommes regretteront !

La restitution élastique à chaque foulée réduit le travail musculaire et détruit les fibres. Alors, la prise musculaire est plus modérée qu'en faisant du vélo. Le coureur consomme moins d'énergie que le cycliste pour entretenir ces muscles.

Attention à l'amaigrissement abusif

Le poids est l'ennemi de la performance en course à pied. Certains pratiquants assidus et, plus souvent, certaines passionnées utilisent le footing et des conduites alimentaires dangereusement restrictives pour maigrir à tout prix. Attention, il s'agit là de comportements de dépendance, toxiques pour la santé du corps et de l'esprit.

Attention à la sollicitation cardiaque

L'embonpoint est souvent associé à des facteurs de risque de la crise cardiaque à l'effort comme l'hypertension artérielle, l'excès de sucre ou de cholestérol. Avant de reprendre une activité d'endurance, un avis cardiologique s'impose.

En cas de surcharge pondérale,
attention à vos articulations

Si vous souffrez d'embonpoint, les microtraumatismes de chaque foulée sont majorés. Si vous courez trop vite, trop longtemps, trop souvent, vous risquez de vous blesser.

➤ *Conseils pratiques pour ne jouir que des avantages*

Faites un bilan médical

Le cœur est suffisamment sollicité en course à pied pour souffrir gravement en cas d'anomalie. Un examen médical est vraiment indispensable si vous êtes un homme de plus de 40 ans, en surpoids et porteur de facteurs de risques cardio-vasculaires comme le tabac, l'excès de cholestérol ou l'hypertension artérielle.

Pour renforcer les bras...

PORTEZ DE TEMPS À AUTRE DE PETITS HALTÈRES SOUS FORME DE BRACELETS AU NIVEAU DES POIGNETS OU DES PAUMES DE LA MAIN

Optez pour une charge très modérée car vous balancerez vos bras à chacune de vos foulées : il vous suffira d'une faible résistance pour vous muscler. Vous pouvez aussi faire quelques exercices avec les membres supérieurs tout en trottinant.

N'OUBLIEZ PAS LES SPORTS COMPLÉMENTAIRES

Quelques exercices avec les bras en fin de parcours, la musculation et la gym d'entretien sont les bienvenus. Pour cela, ce livre vous propose même la « gym du jogger ».

Pour galber les jambes

COUREZ SOUVENT SUR LE RELIEF

Dans les côtes, vos muscles travaillent en force. Profitez-en pour trottiner sur la pointe des pieds afin de sculpter vos mollets.

PRENEZ UN SAC À DOS

Monsieur, si vous accompagnez madame à son footing, cette charge supplémentaire vous permet de renforcer vos jambes… et de rester à côté de votre amie.

Pour éviter les blessures en cas de surcharge pondérale

NE VOYEZ AUCUNE HONTE À COMMENCER PAR DE LA MARCHE ACTIVE

L'absence de rebond réduit considérablement les microtraumatismes au niveau des membres inférieurs. Soyez confiant, du fait de votre surpoids la dépense énergétique reste à peu près équivalente. Alors que vous maigrissez progressivement, alternez marche active et trottinement pendant votre séance. Augmentez peu à peu le temps consacré au jogging.

PRENEZ SOIN DE CHOISIR DE BONNES CHAUSSURES

Choisissez de vraies chaussures de jogging, de grande marque, stables et amortissantes. Préférez un confort ferme au premier chaussage : c'est ce type d'amorti qui résiste mieux aux fortes contraintes inhérentes à un poids élevé. Pour que votre pied n'oscille pas lors de l'appui, les contreforts entourant le talon doivent être bien rigides. Il faut que la semelle reste bien large au niveau de la voûte plantaire. Dans le jargon des spécialistes, on dit qu'il vous faut une « chaussure à axe droit contrôlant la pronation ». En effet, le plus souvent, le débutant un peu enrobé et mal équipé voit son pied basculer vers l'intérieur au passage de chaque foulée. À la moindre douleur n'hésitez pas à consulter un podologue du sport afin qu'il vous confectionne une paire de semelles adaptées à vos particularités morphologiques.

VARIEZ LES ACTIVITÉS

Alternez les séances de course ou de marche avec de la natation ou du vélo. Lors de ces activités en « décharge » ou « en charge partielle » vos muscles continuent à dépenser de l'énergie alors que vos tendons, vos articulations et vos os récupèrent !

La natation

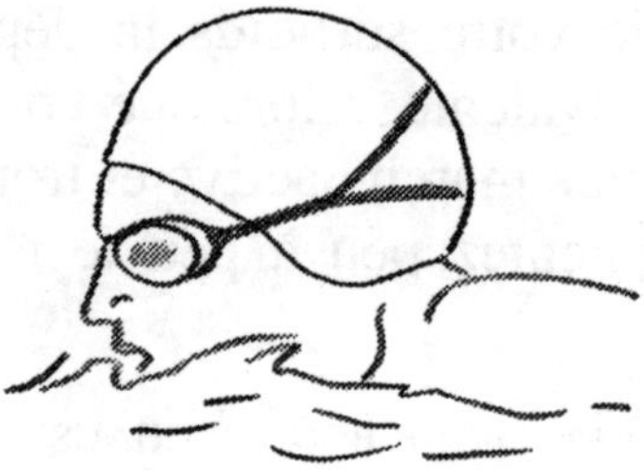

➤ *Avantages*

Importante dépense d'énergie pendant l'activité

Environ 200 à 600 kilocalories par heure.

La natation est l'un des meilleurs sports d'endurance pour maigrir. En effet, elle sollicite de façon continue tous les muscles, ceux des bras, des jambes et du tronc. Tous consomment des calories en se contractant. L'effort est réparti dans tout le corps. Très efficace pour mincir, il ne provoque aucune souffrance musculaire.

Attention, il est possible de nager trop paisiblement, à une intensité correspondant à celle de la marche. Si vous ne ressentez aucune augmentation de votre rythme respiratoire, accélérez un peu pour maigrir efficacement !

Renforcement musculaire général

L'ensemble de la musculature sollicitée prend un peu de volume et consomme plus d'énergie au repos. Bien sûr, les membres supérieurs et les épaules sont concernés, voilà qui développe les pectoraux et la poitrine. Mais, rassurez-vous mesdames, en pratiquant la natation à dose « santé loisir » et sans produits anabolisants, vos épaules ne seront pas comparables à celles des nageuses de l'ex-RDA. Vous ne ressemblerez pas à des déménageurs !

Amélioration du retour veineux pour des jambes plus fines

La natation est le meilleur sport pour améliorer le retour veineux. Comme les autres activités physiques, la natation favorise le pompage du sang situé dans les jambes grâce à l'alternance contraction-décontraction musculaires. Mais il s'y ajoute la position horizontale, la fraîcheur et la pression de l'eau pour drainer les œdèmes des jambes. Vous sortez de la piscine les jambes affinées.

En cas de surcharge pondérale, vous ménagez vos articulations

Si vous souffrez d'embonpoint, Archimède soulage vos articulations dès que vous vous trouvez dans une piscine. La natation vous permet de renouer avec le sport sans vous blesser.

➤ *Inconvénients*

Risque de posture en « dos rond »

Si vous pratiquez trop assidûment la natation, vous renforcez et vous rétractez les muscles de votre poitrine. Ces derniers enroulent les épaules en avant et voûtent votre dos dès que vous sortez de l'eau.

La graisse se met sous la peau

Naturellement le corps tente de se protéger et de s'isoler de la fraîcheur de l'eau. Pour cela, la graisse des nageurs se place préférentiellement sous la peau. Voilà qui ne contribue pas à affiner votre silhouette.

➤ *Conseils pratiques pour ne jouir que des avantages*

Étirez vos épaules

Afin d'éviter le dos rond, il faut assouplir les muscles de votre poitrine. Pour cela, joignez vos mains et tirez-les vers le bas et vers l'arrière, puis vers le haut et vers l'arrière.

Pensez aux sports complémentaires

La plupart des activités provoquent une augmentation de la température corporelle. En courant, en pédalant, en pratiquant les sports en salle et la musculation, votre corps trouvera bien inconfortable d'avoir la peau épaissie d'un pannicule adipeux. Voilà qui compensera l'effet de la natation.

La musculation

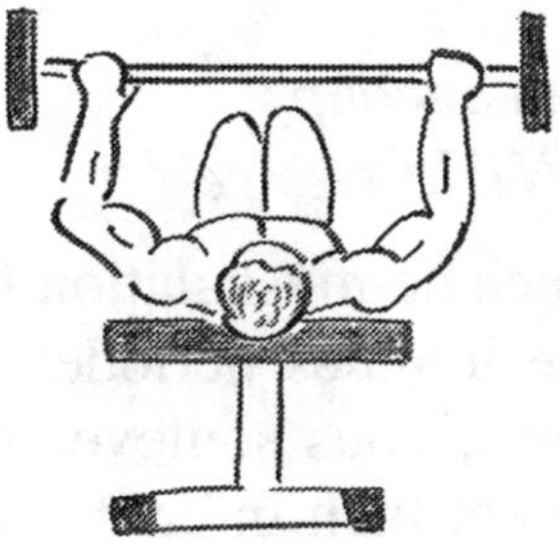

➤ *Avantages*

Importante dépense d'énergie ENTRE les séances

Vous le savez, le muscle intensément sollicité consomme beaucoup d'énergie entre les séances pour se réparer. Une masse musculaire plus volumineuse brûle plus de calories pour entretenir ses tissus au quotidien.

Obtention d'un joli galbe musculaire

Pratiquée avec modération, la musculation permet une prise de masse musculaire harmonieuse qui sculpte la silhouette.

Acquisition d'un beau maintien

Bien sûr, la musculation inclut le renforcement des abdominaux, des dorsaux et des muscles longeant la colonne. Voilà qui peut vous aider à soutenir une jolie position. Mais surtout, de nombreux mouvements doivent être réalisés dos droit pour se protéger des douleurs vertébrales. Cette bonne habitude vous permet d'apprendre et d'automatiser une belle posture.

➤ *Inconvénients*

Vous ne brûlez pas beaucoup de calories PENDANT la séance

Lors d'une séance de musculation les séries d'exercices sont espacées par de longues périodes de récupération. Au cours des mouvements, vous soulevez des charges de fonte qui sont le plus souvent bien inférieures à votre poids. Rien à voir avec la course à pied où vous soulevez votre corps en bondissant légèrement à chaque foulée ! Même pendant les séries la dépense de calorie reste modérée ! Pourtant, la sensation de difficulté est intense, le muscle chauffe car l'effort est très localisé.

Vous risquez de prendre une masse musculaire inesthétique

En pratiquant plusieurs fois par semaine la musculation, en enchaînant des séries lourdes de 10 à 12 répétitions, vous allez prendre beaucoup de volume musculaire. Cette morphologie peut donner satisfaction aux hommes, mais ne convient pas du tout aux femmes.

Vous risquez de détériorer votre posture et votre démarche

En s'entraînant quotidiennement, en avalant des quantités déraisonnables de protéines, votre masse musculaire finit par gêner la marche et les mouvements quotidiens. Voilà qui ne contribue pas à embellir votre silhouette.

Attention aux œdèmes des jambes et aux varices

En pratiquant de façon inadaptée la musculation, vous risquez de perturber le retour veineux. Les puissantes contractions écrasent les veines qui traversent les muscles. Les blocages respiratoires au cours des efforts violents sont à l'origine d'une hyperpression thoracique qui diminue la remontée du sang.

Attention à l'hypertension

Le surpoids est souvent associé à une hypertension artérielle. La musculation lourde favorise également l'élévation chronique de la tension. Pendant ce type d'exercice, les muscles se contractent fortement et longtemps, ils compriment les artères qui passent à l'intérieur. Le cœur pousse très fort pour qu'un peu de sang parvienne aux masses musculaires en action. Tout se passe comme si la pompe cardiaque conservait cette mauvaise habitude au repos, provoquant ainsi une véritable hypertension artérielle.

➤ *Conseils pratiques pour ne jouir que des avantages*

Programmer les bonnes séances !

OPTEZ POUR LES « PARCOURS DE MUSCULATION »

Pour travailler vos muscles et entretenir une masse musculaire harmonieuse, optez pour les « parcours de musculation ». Faites des séries longues, en soulevant des charges légères 20 à 40 fois. Ne récupérez pas. Prenez juste le temps de changer d'exercice. Enchaînez en travaillant un autre groupe musculaire. Prolongez votre séance pendant environ 30 minutes. Sollicités de cette façon, vos muscles ne deviennent pas monstrueux. Cet entraînement ininterrompu ressemble à un travail en endurance et la dépense énergétique globale n'est pas négligeable !

Ainsi, ce type de renforcement peut suffire pour les femmes qui veulent mincir harmonieusement. Cette séance est vivement conseillée aux hommes souhaitant un programme de musculation équilibré, favorable à la santé et à la forme.

Lors des « parcours de musculation », les contractions sont peu violentes, l'alternance contraction-relâchement musculaire est assez rapide. Le rythme respiratoire est libre. Le sang n'est pas bloqué. Au contraire, il est pompé par les variations de pression. Le retour veineux n'est pas perturbé.

En cas d'hypertension, il faut s'enquérir de l'avis de son médecin. Cependant, après prise en charge thérapeutique, ce type de programme est une bonne façon de s'initier en douceur aux bienfaits de la musculation.

PENSEZ À LA RÉCUPÉRATION ACTIVE

Si vous souhaitez prendre un peu plus de masse musculaire, rien ne vous empêche de faire occasionnellement des séries lourdes. Néanmoins, lors des périodes de récupération, je vous invite à brûler des calories et à solliciter votre cœur en endurance. Entre deux séries lourdes, je vous propose de grimper sur le « vélo fixe » voisin et de mouliner sur faible résistance pendant 1 à 3 minutes. À la maison, arpentez le couloir en marchant activement.

Ce type de séance donne satisfaction aux sportifs de sexe masculin souhaitant maigrir tout en virilisant leur silhouette. Cependant, même pour eux, les « parcours de musculation » restent un complément « santé forme » tout à fait intéressant.

En cas d'hypertension, ce type de programme est contre-indiqué car les séries lourdes sont à l'origine d'une véritable poussée de tension. En revanche, pour ceux qui ne souffrent pas de cette maladie et cherchent à l'éviter, sachez que la récupération active en endurance permet de compenser l'effet hypertenseur des séries lourdes.

Pensez aux sports complémentaires

Que ce soit pour mincir ou pour préserver votre santé, les sports d'endurance s'inscrivent tout naturellement en complément de la musculation. Alors, alternez les séances de renforcement musculaire et la natation, le vélo ou la course. Choisissez le cardiotraining si vous souhaitez rester dans la salle avec vos amis.

Le cardiotraining : vélo, steppeur, rameur, éllipteur et tapis de course

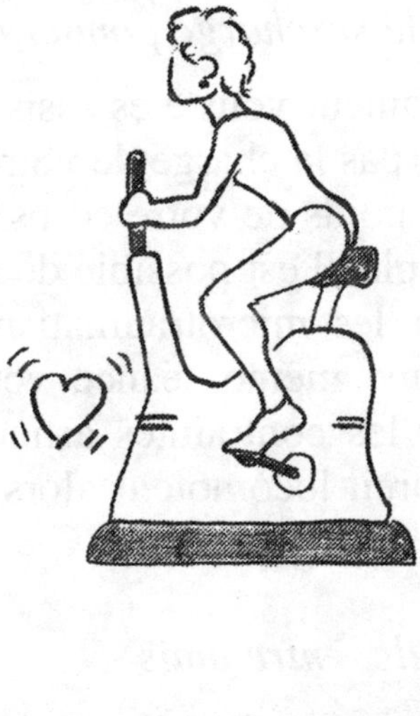

➤ *Avantages*

Importante dépense d'énergie PENDANT les séances

Environ 300 à 600 kilocalories par heure lorsque « vous pouvez parler mais non chanter ».

Grâce au cardiotraining vous sollicitez longuement une volumineuse masse musculaire, vous dépensez beaucoup d'énergie. Le rameur et l'ellipteur mettent à contribution simultanément les muscles des bras et ceux des jambes. Ainsi, l'effort est plus réparti, vous pouvez brûler plus de calories en souffrant moins.

Dépense d'énergie non négligeable ENTRE les séances

Le travail des membres supérieurs et du tronc sur rameur et sur éllipteur permet de renforcer des muscles trop souvent oubliés dans les sports d'endurance. Vous brûlez plus de calorie au repos qu'après une séance de vélo ou de jogging. De plus, vous développez et vous sculptez l'ensemble de votre corps !

Limitation des contraintes articulaires notamment en cas de surcharge pondérale

À vélo et sur rameur vous êtes assis, vos membres inférieurs ne supportent pas la charge de votre buste. Sur le stepper et l'ellipteur, le poids de votre corps reste réparti sur les deux jambes. Sur tapis, il est possible de marcher activement en côte pour éviter les microtraumatismes de la course à pied. Au cours d'une même séance vous pouvez changer d'appareil et varier les contraintes articulaires. Ainsi, vous ménagez votre appareil locomoteur alors que vous dépensez pas mal d'énergie !

Entraînement en salle, entre amis

La salle de sport peut-être l'occasion de faire du sport entre amis. C'est parfois une bonne façon de se motiver ! Contrairement au jogging ou au vélo de route, vous restez ensemble quel que soit votre niveau ! Les plus forts n'ont qu'à mettre plus de résistance ou plus de pente !

➤ *Inconvénients*

Entraînement en salle, avec des voisins !

La salle de sport peut vous déplaire : vous êtes loin de la nature, et le paysage n'est pas très changeant. Le regard de votre voisin vous gêne, surtout si vous n'êtes pas encore réconcilié avec votre image corporelle. Vous êtes en droit de ne pas apprécier ce type d'activité.

Attention à la surchauffe

En faisant du cardiotraining, vous restez immobile, à l'intérieur ! Pas un souffle de vent pour vous rafraîchir ! Vous risquez la surchauffe surtout si un épais pannicule adipeux perturbe encore la régulation de votre température corporelle.

➤ *Conseils pratiques pour ne jouir que des avantages*

Isolez-vous et préparez vos balades

Vous pouvez pratiquer le cardiotraining tranquillement chez vous sur un vélo fixe ou sur tout appareil. Pour passer le temps, regardez une bonne émission à la télé ou écoutez une musique entraînante. Pour vous motiver, pensez qu'il ne s'agit que d'une courte préparation pour votre grande balade dominicale au grand air !

Évitez la surchauffe !

Habillez-vous légèrement. Oubliez le tee-shirt en coton de bon-papa ! Trop ample, trop épais, il sature en vapeur d'eau l'air situé entre le tissu et votre peau. Même chez vous, ne faites pas de cardiotraining torse nu. Dans ces deux circonstances, votre sueur ruisselle et ne peut pas s'évaporer pour vous rafraîchir ! Optez pour un débardeur de course en mailles aérées ou pour un maillot moulant en Lycra. Ces deux vêtements s'imprègnent de votre sueur et la conservent au contact de votre peau. L'eau sèche en utilisant la chaleur de votre organisme et permet votre refroidissement. À la maison, ouvrez la fenêtre et placez un ventilateur devant vous. Buvez régulièrement et abondamment. Si nécessaire, humidifiez vos vêtements pour vous rafraîchir. Arrêtez à la moindre sensation de malaise !

Pour favoriser le retour veineux, choisissez les bons appareils

LE VÉLO, LE RAMEUR ET LA COURSE SUR TAPIS NE SONT PAS CONSEILLÉS

À vélo, la compression de la voûte plantaire est insuffisante. Sur rameur et vélo, la flexion prononcée des jambes coude les veines. Les impacts de la course sur tapis secouent les veines et abîment leurs parois.

STEPPER, ÉLLIPTEUR ET MARCHE EN CÔTE SONT BÉNÉFIQUES

Ils stimulent la remontée du sang. Sur stepper et élliptеur, comme sur tapis, la compression plantaire est maximale. N'hésitez pas à soulever les pieds des pédales à chaque foulée et insistez sur le déroulé du pas. Les articulations ne se fléchissent pas trop, et les vaisseaux sanguins ne se plient pas. Aucun choc violent ne vient ébranler les veines. La marche en côte étire le mollet, ce qui complète l'expulsion du sang. De plus, l'entraînement en pente permet souvent d'atteindre une sollicitation cardio-vasculaire suffisante sans courir !

Augmentez encore la dépense énergétique ENTRE les séances

Le cardiotraining reste un travail d'endurance. Si vous souhaitez gagner vraiment en masse musculaire, la salle de sport est l'endroit idéal pour pratiquer les séances de musculation complémentaires !

Aquagym

➤ *Avantages*

Bonne dépense d'énergie PENDANT certaines séances

Lorsque vous enchaînez des exercices pas trop difficiles musculairement, votre cœur est sollicité en endurance et vous brûlez pas mal de calories. Dans de nombreux clubs et salles de sport ces séances portent le nom d'aquacardio.

Renforcement équilibré et silhouette harmonieuse

Au cours d'un mouvement, l'eau oppose la même résistance à l'aller et au retour. Dans un sens, c'est le muscle « agoniste » qui est sollicité, dans l'autre c'est le muscle « antagoniste ». Ainsi, l'ensemble de vos masses musculaires se développe de façon équilibrée et harmonieuse. Pour mémoire, en musculation traditionnelle, quand vous montez une charge, le muscle agoniste se raccourcit. Lorsque le poids descend, le même muscle « agoniste » continue à travailler pour freiner le geste mais le muscle « antagoniste » n'est pas mis à contribution.

Amélioration du retour veineux et silhouette affinée

La pression de l'eau et l'hydromassage favorisés par vos mouvements contribuent à la remontée du sang vers le cœur. Même debout, vos chevilles sont bien drainées car la pression de l'eau est plus importante en profondeur. Puisque la compression des tissus diminue à proximité de la surface du bassin, il se produit une véritable aspiration vers le buste. Grâce à l'aquagym, vos jambes sont plus fines.

Faibles contraintes articulaires

Grâce à Archimède, vous ne pesez que 10 % de votre poids quand vous avez de l'eau jusqu'au cou. Voilà qui se montre particulièrement profitable surtout si vous êtes en surpoids. En position debout, les articulations de vos membres inférieurs et de votre dos sont moins écrasées. Elles se mobilisent et reprennent de la souplesse sans s'abîmer ! La résistance de l'eau augmente considérablement avec la vitesse du mouvement. Si vous essayez d'aller trop vite, vous êtes freiné. L'eau vous protège des gestes brusques et des faux mouvements, souvent nuisibles aux articulations.

➤ *Inconvénients*

Dépense énergétique moyenne ENTRE les séances

Dans l'eau, les muscles ne s'abîment presque pas. Ils ne sont pas dilacérés car ils ne freinent pas le mouvement ; c'est la résistance hydrodynamique qui s'en charge. En l'absence de microdéchirures, les mécanismes de reconstruction sont moindres en période de récupération. La dépense énergétique de repos n'augmente que modérément. Mais votre corps doit quand même consommer un peu de calories pour entretenir une masse musculaire légèrement plus volumineuse que celle d'un sédentaire. C'est déjà pas mal !

Faible dépense énergétique PENDANT certaines séances

Quand vous alternez de difficiles exercices de renforcement musculaire et de longues pauses, vous dépensez finalement peu d'énergie. Votre séance d'aquagym s'apparente plutôt à de la gym d'entretien. Heureusement, de cette manière, vous construisez du muscle pour brûler plus de calories.

Travail de la posture et de l'équilibre inadapté

Dans l'eau, votre équilibre est favorisé par la pression hydrostatique qui s'exerce tout autour de votre corps. Chacune de vos bascules et de vos mauvaises attitudes est freinée et amortie. Vous n'améliorez pas beaucoup votre maintien corporel.

➤ *Conseils pratiques pour ne jouir que des avantages*

Alternez « aquagym » et « aquacardio »

Alternez les séances orientées vers le travail cardiovasculaire et celles cherchant le renforcement musculaire. Si vous vous concoctez un entraînement personnel, enchaînez pendant 10 à 20 minutes les exercices faciles et poursuivez par quelques séries de mouvements plus difficiles en intercalant des pauses. De cette façon, vous dépensez de l'énergie au cours de votre effort et vous construisez du muscle pour dépenser de l'énergie entre les séances.

Insérez d'autres sports à votre programme

Les sports pratiqués « à sec » et en portant le poids de son corps recèlent quelques avantages. Grâce à la gymnastique ou à la danse, vous travaillez « sans tricher » votre équilibre et votre posture. En pratiquant le jogging ou la randonnée, vous sollicitez plus vigoureusement les muscles et les os de vos membres inférieurs. Vous dépensez plus d'énergie pour réparer les microlésions, vous reconstituez un os plus solide. Même le cartilage des articulations a besoin d'un peu de contrainte pour entretenir ses qualités mécaniques.

Le vélo de route et le VTT

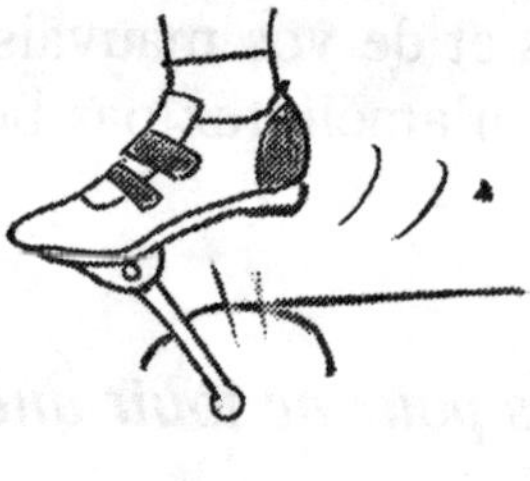

➤ *Avantages*

Importante dépense d'énergie PENDANT l'activité

Entre 300 à 600 kilocalories quand vous pouvez « parler mais non chanter ».

Environ 500 à 600 kilocalories pour une heure à 20 km/h sur route plate et en l'absence de vent.

Le vélo est un excellent sport d'endurance grâce à l'utilisation continue de tous les muscles des jambes. Sur le plat, il permet de se balader à intensité très modérée. C'est un bon moyen de renouer avec le sport.

L'absence de microtraumatismes permet de prolonger et de renouveler les sorties

Contrairement à la course à pied, il n'existe aucun impact. Les muscles n'ont pas à freiner le mouvement et ne s'abîment pas. Après 2 heures de course, vous êtes plein de courbatures. Après 2 heures de vélo, vous n'avez pas de douleur musculaire. Pour brûler plus de calories, il est possible de rallonger la balade et même d'en faire une autre le lendemain !

LE VÉLO CONVIENT TRÈS BIEN À CEUX QUI SOUFFRENT DE SURCHARGE PONDÉRALE

La position assise limite les contraintes sur les articulations

À vélo, le poids de votre buste est en appui sur la selle. Les articulations des membres inférieurs n'assument pas votre surpoids.

Sur le plat, vous ne soulevez pas votre corps

À chaque pas, à chaque foulée vous faites monter un peu votre centre de gravité. À vélo, en l'absence de relief, votre poids se déplace sur une horizontale. Le travail mécanique produit est comparable à celui de vos accompagnateurs, vous roulez à la même vitesse. C'est encourageant et plus convivial.

LE VENT VIENT VOUS RAFRAÎCHIR

Pour une même dépense d'énergie, pour une même production de chaleur, vous vous déplacez plus rapidement à vélo qu'à la course à pied. Vous croisez plus d'air, vous vous rafraîchissez plus facilement. C'est important lorsqu'un peu de graisse sous-cutanée gêne encore votre thermorégulation.

➤ *Inconvénients*

Peu de travail musculaire des bras

Les membres supérieurs se contentent de soutenir le buste et ne consomment que peu d'énergie.

Risque d'hypertrophie musculaire disgracieuse

Contrairement à la course à pied, le vélo provoque peu de microlésions musculaires dans les membres inférieurs. La dépense d'énergie de reconstruction est diminuée d'autant et le travail en force peut provoquer une prise de volume musculaire considérée comme disgracieuse par les dames !

Le retour veineux n'est pas optimisé

À vélo, la voûte plantaire n'est pas écrasée sur toute sa longueur et vous ne déroulez pas le pas. Le genou et la hanche se fléchissent amplement quand la pédale se situe en position haute. Les veines qui franchissent ces articulations se coudent. Si vous pédalez sur une forte résistance, les muscles se contractent puissamment et écrasent les veines qui les traversent. Tous ces facteurs altèrent le retour veineux.

Risque de douleurs de contact avec la selle

Le poids du tronc repose sur une surface modérée. Au cours de la séance, la pression élevée au niveau du périnée et des fesses est parfois à l'origine de douleurs, de pertes momentanées de sensibilité, d'irritations, voire d'infections cutanées. Bien évidemment, la probabilité augmente si vous êtes en surpoids.

Attention à la sollicitation cardiaque

L'embonpoint est souvent associé à des facteurs de risque de la crise cardiaque à l'effort, comme l'hypertension artérielle, l'excès de sucre ou de cholestérol.

➤ *Conseils pratiques pour ne jouir que des avantages*

Pour renforcer les bras...

N'OUBLIEZ PAS LES SPORTS COMPLÉMENTAIRES

Gym et musculation complètent avantageusement un programme de vélo orienté vers l'endurance.

LE VTT, C'EST MIEUX !

Les descentes chaotiques imposent un bon travail des bras. Porter son vélo à l'occasion des passages difficiles met à contribution tous les muscles du corps !

TIREZ SUR LES BRAS EN DANSEUSE !

En grimpant les côtes, mettez-vous en danseuse et faites basculer énergiquement votre vélo du côté du pied qui appuie. Voilà qui sollicite bien les bras !

Pour favoriser le retour veineux

Moulinez : pédalez à fréquence élevée contre une faible résistance. Les contractions musculaires moins violentes compriment moins les veines. Les rapides variations de pression pompent le sang et stimulent sa remontée vers le thorax.

Pour éviter les douleurs au contact de la selle

CHOISISSEZ UNE BONNE SELLE

Pour débuter, préférez une selle large en arrière afin que les deux pointes osseuses latérales du bassin (les ischions) puissent y prendre appui aisément. Il existe des modèles « femme » encore plus évasés car ces dernières ont le bassin plus large. Ainsi sur les côtés, il faut que la selle présente deux reliefs amortissants constitués de gel. En avant, en regard du périnée, et en arrière, en regard du coccyx, elle doit être légèrement plus creuse.

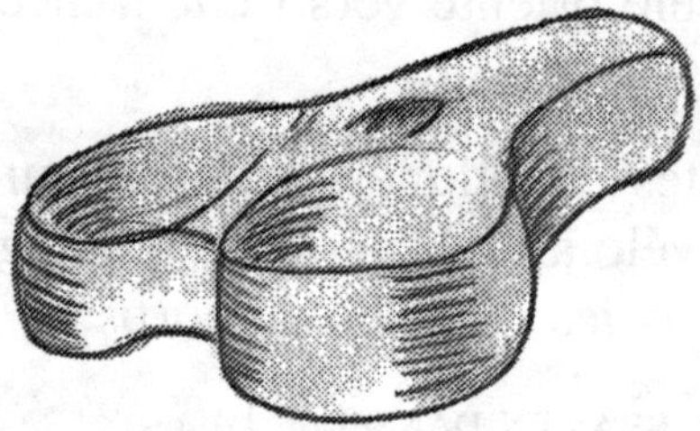

OPTEZ POUR LES VÊTEMENTS ADAPTÉS

Pour prévenir les irritations cutanées, un short cycliste est vivement conseillé. Il est pourvu d'amorti supplémentaire fait d'une « peau de chamois » synthétique. Il est possible, et vivement conseillé, de le laver après chaque utilisation. Assurez-vous que les coutures ne sont pas trop saillantes. Portez-le sans sous-vêtements afin de ne pas souffrir au niveau des élastiques.

RÉGLEZ VOTRE VÉLO CORRECTEMENT

Votre genou doit être plié à 20 degrés lorsque votre plante de pied est placée sur la pédale en position basse. Si votre selle est trop haute, vous basculez de chaque côté pour accompagner la pédale vers le bas, vous écrasez votre bassin.

Il est indispensable que votre selle soit bien horizontale. Si votre bec de selle est relevé, il écrase votre périnée et provoque des douleurs, irrite les nerfs et comprime les vaisseaux sanguins.

Trouvez la hauteur de guidon la plus adaptée à votre morphologie et à votre souplesse. Si vous êtes complètement droit, tout votre poids repose sur vos fesses. Si vous êtes trop penché en avant, vous écrasez votre périnée. En position intermédiaire, une partie du poids de votre buste repose sur le guidon et limite la pression du bassin sur la selle.

CHANGEZ SOUVENT DE POSITION

En modifiant votre posture sur la machine : mains en haut du guidon, mains en bas, fesses avancées, fesses reculées sur la selle, vous diversifiez et vous répartissez les contraintes. Passez souvent en danseuse. En pédalant sans contact avec la selle, vous revascularisez complètement votre périnée et vous renforcez vos muscles !

ENTRAÎNEZ-VOUS RÉGULIÈREMENT

Tous les cyclistes vous le diront, les douleurs de siège s'estompent avec l'habitude. La peau se tanne. Après avoir maigri, une selle un peu plus fine vous conviendra probablement mieux, elle vous permettra de « tourner les jambes » plus facilement.

Pour éviter les accidents cardiaques

UN BILAN MÉDICAL EST NÉCESSAIRE

… Surtout si vous êtes un homme de plus de 40 ans, surtout si vous reprenez le sport et surtout si vous êtes victime d'embonpoint. Bien faits, les sports d'endurance participent activement à la prévention des maladies cardiovasculaires.

PROGRESSIVITÉ, HUMILITÉ ET TECHNIQUE

Moulinez sur de petits braquets, quitte à disposer d'un triple plateau. Reprenez progressivement, à une intensité vous permettant de discuter avec votre compagnon de route.

Fitness : aérobic, step, LIA, pump, body-combat et autres cours collectifs

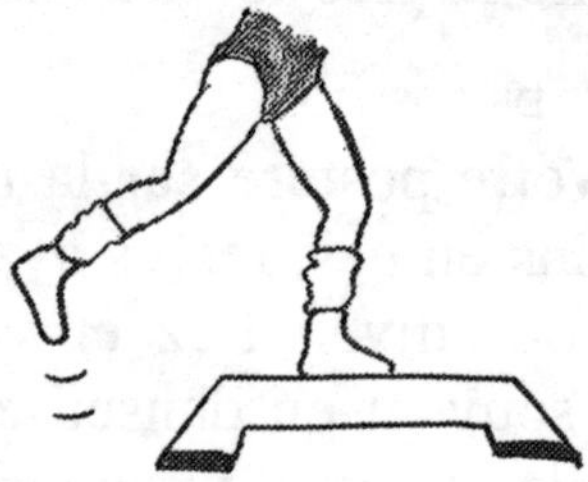

➤ *Avantages*

Importante dépense d'énergie PENDANT les séances

Ces activités sollicitent l'ensemble des muscles et le système cardio-vasculaire, à intensité souvent élevée. Vous brûlez beaucoup de calories pendant la séance.

Dépense d'énergie ENTRE les séances

En pratiquant ces disciplines vous renforcez également votre masse musculaire. Les jambes travaillent lors des flexions ou en grimpant sur le step. Les bras sont mis à contribution lors des nombreux mouvements parfois alourdis par des haltères. Au repos, vous brûlez des calories afin de réparer et entretenir tous ces muscles.

Activité collective, chorégraphique et musicale

Quand on renoue avec le sport ces cours collectifs sont conviviaux et motivants. La musique vous aide à garder le rythme. Le travail de coordination contribue à enjoliver votre posture.

➤ *Inconvénients*

Intensité élevée, changement de rythme et musique entraînante

Prudence si vous renouez avec le sport, notamment si vous êtes encore en surcharge pondérale. Stimulé par la musique et les copines, vous risquez de dépasser vos limites.

Contraintes articulaires

Si vous avez quelques kilos de trop, les bondissements en tous sens, les multiples flexions de genou et l'escalade de step risquent de faire souffrir les articulations de vos membres inférieurs.

Attention à la surchauffe

Comme tous les sports intensifs pratiqués à l'intérieur, sans véritable déplacement, l'air ne parvient que difficilement à vous rafraîchir. Si, de surcroît, vous êtes emmitouflé sous une épaisse couche de graisse, vous risquez la surchauffe !

➤ *Conseils pratiques pour ne jouir que des avantages*

Commencez prudemment et progressivement

Une visite médicale et une reprise progressive s'imposent avant de pratiquer ces activités, surtout si vous êtes victime d'embonpoint. À l'issue de votre bilan de santé, il faudra commencer par les sports d'endurance. La natation, le vélo, la marche active, le jogging ou le cardiotraining, pratiqués à intensité modérée ou moyenne, prépareront votre cœur à encaisser le rythme endiablé des cours collectifs en musique.

Pour favoriser le retour veineux,
choisissez les bonnes activités

Si vous êtes victime de jambes lourdes et gonflées, évitez les cours de fitness imposant bon nombre de sauts. À chaque réception, vous ébranlez votre réseau vasculaire et vous abîmez la paroi des veines. Préférez les activités « glissées » comme le LIA.

Écoutez vos articulations et votre dos

Pour votre appareil locomoteur, prudence, progressivité et complémentarité s'imposent également. Votre médecin doit faire le point sur l'état de vos articulations. Ensuite, écoutez ses conseils et commencez doucement, interrompez l'exercice ou la séance en cas de douleur. Faites, en parallèle, des sports moins agressifs pour les jambes comme la natation et l'aquagym.

Ayez des activités physiques complémentaires

Vous l'avez compris, que ce soit pour votre cœur, vos articulations ou votre dos, il est bon de varier les disciplines. Pratiquer un cours collectif de fitness, faire du vélo et de la natation à intensité moyenne constitue un bon cocktail pour votre santé et votre ligne.

Évitez la surchauffe !

Buvez 2 ou 3 gorgées d'eau ou de boisson de l'effort, toutes les 10 à 15 minutes. N'hésitez pas à humidifier votre maillot.

Danse : danse de salon, danse africaine, salsa, etc.

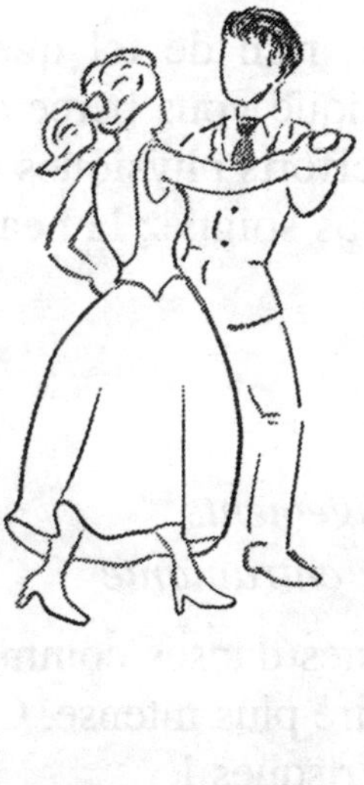

➤ *Avantages*

Bonne dépense d'énergie PENDANT les séances

Environ 250 à 500 kilocalories par heure en fonction de la danse... le slow brûle moins de calories que le rock !

Danser permet de bouger l'ensemble de son corps et de solliciter de nombreux muscles. Les cours durent souvent plus d'une heure. C'est un véritable sport d'endurance. En sortant de votre entraînement, vous avez brûlé pas mal de calories.

Travail de la posture et galbe musculaire

S'il existe un sport où vous devez soigner la beauté de votre position, c'est bien la danse ! En vous entraînant ainsi, votre système nerveux et vos muscles apprennent à conserver un joli maintien. Lorsque vous dansez avec des talons hauts, vos mollets prennent l'habitude de travailler en position raccourcie : vous sculptez vos jambes et vous affinez vos chevilles.

Activité chaleureuse, chorégraphique et musicale

Pour se motiver, rien de tel que quelques rencontres chaleureuses. La musique vous berce ou vous emmène avec plus de vigueur. Les efforts physiques ne provoquent plus de sensation pénible. Vous soignez la beauté de votre maintien.

➤ *Inconvénients*

Intensité élevée, changements de rythme et musique entraînante

Attention, certaines danses comme le rock imposent un travail cardio-vasculaire plus intense. C'est un vrai sport avec ses bienfaits… et ses risques !

Attention à la surchauffe

Vous transpirez abondamment, enfermé dans votre salle de danse... surtout si vous avez encore quelques rondeurs. La déshydratation est un stress pour le cœur, les vaisseaux et les muscles !

➤ *Conseils pratiques pour ne jouir que des avantages*

Commencez prudemment et progressivement

La danse de salon est un vrai sport. Certaines activités comme le rock sont vraiment intenses. La musique peut vous faire oublier les signes d'alerte émis par votre corps ! Un bilan médical est nécessaire.

Ayez des activités physiques complémentaires

Pour renforcer un peu plus les bras et le buste tout en ménageant vos articulations, pensez à la gym d'entretien ou à l'aquagym, voire à la natation.

Évitez la surchauffe !

Pensez à vous hydrater régulièrement. Souvent, les cours ont lieu dans des « cabarets». Alors, choisissez un jus de fruits... et buvez aussi de l'eau !

Gym d'entretien

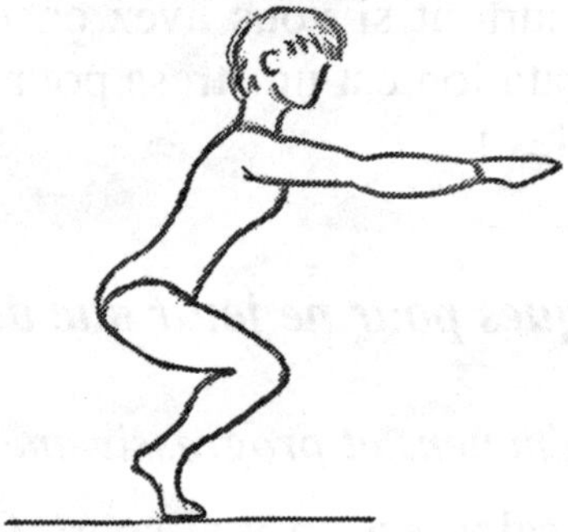

➤ *Avantages*

Bonne dépense d'énergie ENTRE les séances

Les mouvements de gymnastique constituent de véritables exercices de renforcement musculaire. La réparation et l'entretien des muscles acquis imposent de consommer des calories au cours des périodes de repos.

Amélioration du galbe de la silhouette

Vous le savez, la graisse ne fond pas en regard du muscle sollicité. Cependant la graisse épouse la forme du muscle sous-jacent. Ainsi, prendre un peu de galbe musculaire permet d'avoir une silhouette plus harmonieuse, voire plus « tonique ». Voilà qui peut se montrer intéressant au niveau des hanches et des cuisses.

Travail du maintien

De nombreux exercices de gymnastique réclament de « tenir son dos ». Cet entraînement à la coordination posturale contribue à un plus beau maintien.

➤ *Inconvénients*

Faible dépense énergétique PENDANT la séance

Chaque mouvement de gymnastique sollicite un petit groupe musculaire : les abdominaux, les fessiers, les pectoraux, etc. Le muscle travaillé se renforce mais dépense finalement peu d'énergie. De surcroît, il faut des pauses pour faire récupérer les muscles et enchaîner quelques « séries ». Voilà qui diminue encore la dépense d'énergie.

Positions et mouvements dangereux pour les articulations

Attention ! En cas de surpoids, les accroupissements, la marche genoux fléchis au maximum, se montrent particulièrement agressifs pour les genoux. Au cours de ces gestes, les rotules et les ménisques sont puissamment écrasés, d'autant plus que le poids du corps est élevé.

Attention aux « blocages respiratoires »

Ceux qui sont encore en surpoids souffrent volontiers d'hypertension artérielle ! Attention, certains exercices augmentent la pression dans les artères sortant du cœur, notamment les abdominaux, quand ils sont réalisés en bloquant sa respiration.

➤ *Conseils pratiques pour ne jouir que des avantages*

Optez pour la « gym en endurance »

Enchaînez les exercices en changeant de muscles sollicités entre chaque « série ». Ainsi, les muscles mis à contribution lors du précédent mouvement récupèrent au cours des mouvements suivants. Recherchez le travail de grands groupes musculaires comme les jambes, les dorsaux, les pectoraux, le dos ou les abdominaux. De cette manière, vous obtenez une activité continue d'intensité moyenne très voisine d'une discipline d'endurance.

Évitez les positions genoux pliés au maximum

Vous pouvez réaliser quelques flexions pour renforcer vos jambes mais prenez soin de ne pas dépasser 45 degrés de flexion de genou. Ainsi, cuisses, fessiers et mollets travaillent énergiquement et les genoux ne souffrent pas.

Trouvez le rythme respiratoire adapté au mouvement

Respirez régulièrement en vous calant sur le mouvement. Inspirez quand la poitrine a tendance à s'ouvrir ou quand l'abdomen se gonfle. Expirez quand la poitrine se referme et quand vous rentrez le ventre.

Ayez des activités physiques complémentaires

Si vous ne parvenez pas à faire de la «gym endurance», complétez votre programme avec des activités d'endurance : natation, vélo, marche, footing ou cardiotraining.

Randonnée

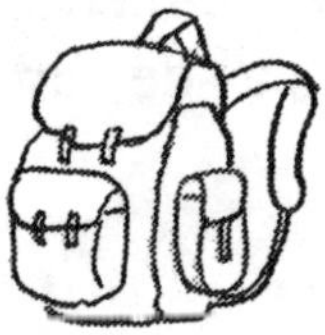

➤ *Avantages*

Bonne dépense d'énergie PENDANT les séances

Marche tranquille à 3km/h de 200 à 300 kilocalories par heure.

Marche active en côte de 500 à 800 kilocalories par heure.

Les marches prolongées permettent de brûler beaucoup de calories. L'intensité modérée permet de solliciter tout particulièrement les graisses. De surcroît, après 45 minutes, et plus encore au-delà de 1 heure 30, la proportion de lipides utilisés augmente.

Amélioration du retour veineux

Marchez en déroulant le pas ! Contractez en douceur l'ensemble des muscles des membres inférieurs sans trop fléchir les articulations. La marche reste le sport idéal pour faire dégonfler les jambes.

Pratique conviviale et culturelle

Faire connaissance avec de nombreuses personnes sympathiques, contempler de beaux paysages, découvrir une région et son architecture, voilà qui motive pour renouer avec l'activité physique. Faites-vous plaisir, continuez !

Activité cardio-vasculaire douce

La marche sollicite efficacement mais modérément le cœur. Après accord de votre médecin, c'est une bonne façon de reprendre le sport en cas de surcharge pondérale !

➤ *Inconvénients*

Faible dépense d'énergie ENTRE les séances

L'aisance cardio-respiratoire et musculaire inhérente à ces longues promenades ne réclame que peu de « réparation corporelle » à l'issue de l'effort. La consommation d'énergie au repos reste modérée.

Activité cardio-vasculaire prolongée

Même si l'effort n'est pas très intense, il se prolonge souvent plusieurs heures. En marchant longtemps, vous pouvez épuiser vos réserves en « sucres ». En transpirant, vous perdez beaucoup d'eau et de minéraux. Le cœur se fatigue et altère son rendement. En cas de faiblesse cardiaque et de comportement alimentaire inadaptés, une défaillance n'est pas exclue.

Activité prolongée « en charge » !

En cas de surcharge pondérale nette, les articulations peuvent être mises à rude épreuve. En marchant, la hanche porte quatre fois le poids du corps. Au moindre défaut anatomique, les contraintes sur les genoux se majorent. Sur terrain irrégulier, le risque d'entorse de cheville augmente si vous souffrez de surpoids.

➤ *Conseils pratiques pour ne jouir que des avantages*

Faites un vrai bilan médical

Bien que la randonnée puisse vous sembler une activité physique anodine, elle peut constituer un stress pour l'organisme, notamment si vous êtes victime de surcharge pondérale. Votre médecin doit faire le point sur la santé de votre cœur qui est sollicité par ces grandes balades et parfois malmené par les facteurs de risque souvent associés à l'obésité. Il est nécessaire d'examiner les articulations pour évaluer leur tolérance à des exercices prolongés. Vous pourrez, par exemple, bénéficier de semelles orthopédiques ou de conseils d'équipements pour prendre plus de plaisir en vous promenant.

Optez pour des parcours escarpés et portez un sac à dos

Pour renforcer votre musculature des jambes et solliciter un peu plus votre système cardio-vasculaire, les côtes et les descentes sont les bienvenues. Le sac permet de renforcer le dos et les abdominaux. Ainsi, vous enclenchez les mécanismes d'adaptation et de réparation musculaires, vous intensifiez la combustion calorique pendant la randonnée et vous imposez une récupération chimique globale à l'organisme. Tous ces phénomènes provoquent plus de dépenses énergétiques au repos !

Buvez et mangez correctement tout au long de votre parcours

Pour prévenir les défaillances musculaires et cardiaques, il est indispensable de remplacer l'eau et les minéraux perdus dans la sueur. Il faut également éviter un effondrement brutal du taux de sucre dans le sang, et une alimentation adaptée est souhaitable. Buvez toutes les 15 minutes trois gorgées de boisson de l'effort ou un peu de jus de fruits coupé d'un même volume d'eau. Si l'effort dépasse une heure et demie vous pouvez consommer quelques pâtes de fruits ou des fruits secs.

Tennis

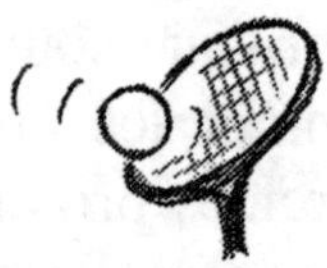

➤ *Avantages*

Ils sont limités !

Activité ludique et motivante

« Jouer » au tennis est agréable et peut vous aider à tenir vos bonnes résolutions

Dépense d'énergie correcte PENDANT et ENTRE les séances à bon niveau

Au cours d'un match : 350 à 600 kilocalories par heure.

La sollicitation cardiaque et musculaire est satisfaisante lorsque vous pratiquez intensément. Vous dépensez des calories pendant l'entraînement mais aussi après pour réparer les microlésions musculaires.

➤ *Inconvénients*

Risque cardiaque non négligeable !

Le tennis est une pratique ludique, parfois même compétitive ! Vous en oubliez parfois l'intensité de l'effort ! Le cœur est mis à rude épreuve d'autant qu'il doit encaisser de nombreuses variations de rythme ! La prudence s'impose surtout si vous êtes un homme de plus de 40 ans victime d'embonpoint.

Dépense d'énergie faible PENDANT et ENTRE les séances si vous débutez

Si vous commencez le tennis, votre activité est trop fréquemment interrompue et l'intensité de l'effort reste modérée. Vous sollicitez plutôt les muscles de votre colonne vertébrale en ramassant les balles !

Contraintes articulaires élevées

Au tennis, vos articulations doivent encaisser de brusques changements de direction, des sauts, des accélérations. Voilà qui peut favoriser les traumatismes ou l'arthrose surtout si vous êtes en surpoids !

Les veines peuvent s'abîmer

Les réceptions de sauts et les blocages secouent les veines, ce qui abîme leurs parois et favorise la survenue de varices.

➤ *Conseils pratiques pour ne jouir que des avantages*

Faites un bilan médical

La sollicitation cardiaque et articulaire inhérente à la pratique du tennis impose un examen médical rigoureux et complet. À l'issue, votre médecin du sport vous donnera probablement de nombreux conseils. Il vous rappellera les principes de progressivité, de modération et vous invitera à des activités complémentaires et préparatrices.

Ayez des activités sportives complémentaires

Le tennis n'est pas le sport idéal pour mincir ! Faire un peu de tennis le week-end doit vous motiver pour pratiquer une bonne préparation physique. Les sports d'endurance et le renforcement musculaire constituent les disciplines idéales à programmer pendant la semaine. Grâce à ces activités, le cœur et les articulations encaissent mieux les contraintes corporelles du tennis. De plus, elles se révèlent beaucoup plus efficaces pour mincir !

Golf

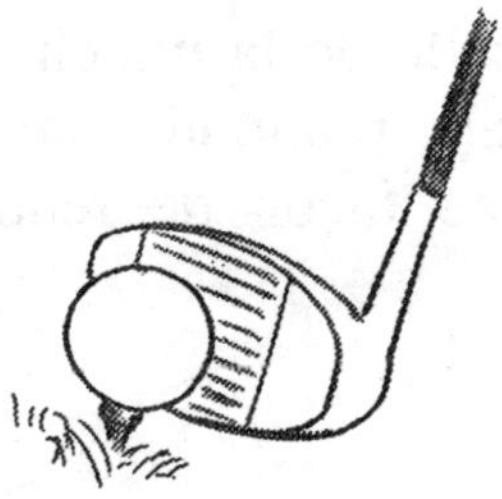

➤ *Avantages*

Dépense d'énergie satisfaisante PENDANT les parcours

Environ 180 à 300 kilocalories par heure de parcours... si vous portez votre sac !

Faire un parcours de 18 trous correspond à une marche active et continue de 90 minutes environ. Ce n'est pas si mal ! Cependant c'est peu, comparé à la demi-journée passée sur le terrain et au club-house ! De plus, vous ne bénéficiez pas des stimulations chimiques liées au travail à intensité « plus sportive ».

Dépense énergétique ENTRE les entraînements du fait du travail musculaire

Les muscles des bras et du tronc se renforcent lors du swing mais aussi en portant ou en tirant le sac ! La marche sur terrain accidenté met à contribution les membres inférieurs. L'entretien de ces masses musculaires accroît légèrement la dépense calorique au repos.

Pratique bien adaptée à une reprise sportive

Le plus souvent, l'intensité cardio-vasculaire est modérée et correspond à celle de la marche. Il s'agit d'une activité conviviale, amicale, pratiquée dans des paysages agréables. Voilà une bonne façon de renouer progressivement avec le sport !

➤ *Inconvénients*

Faible dépense d'énergie
PENDANT l'entraînement au practice

Au practice la dépense énergétique est très faible. Pour mincir en faisant du golf, il faut au minimum marcher !

Attention aux sollicitations cardiaques ponctuelles

Le stress du putting chez le compétiteur motivé provoque une nette élévation de la fréquence cardiaque. Le senior sédentaire repenti en surpoids peut malmener son cœur en grimpant vigoureusement une côte tout en portant son sac.

Pratique habituellement insuffisante !

Un parcours de golf quotidien représente un véritable entraînement physique efficace pour mincir. Malheureusement, le plus souvent, il s'agit d'une pratique dominicale parfois complétée d'un peu de practice en semaine. Dans ces conditions, la dépense énergétique totale est nettement insuffisante !

➤ *Conseils pratiques pour ne jouir que des avantages*

Faites un bilan médical... même pour jouer au golf !

Si vous êtes un senior en surpoids et que vous souhaitez reprendre le sport, un bilan cardio-vasculaire fera le point sur vos aptitudes à marcher en terrain accidenté tout en portant votre sac ! Le mouvement du swing peu se montrer agressif pour les articulations, notamment pour la colonne vertébrale. C'est l'occasion de faire le point.

Faites beaucoup de golf !

Si vous êtes retraité et passionné de golf, allez-y quotidiennement ! C'est ainsi que vous atteindrez une sollicitation cardio-vasculaire favorable à la santé de votre cœur ! C'est de cette façon que vous obtiendrez une dépense énergétique suffisante pour mincir peu à peu ! Attention néanmoins au surmenage articulaire !

Ayez des activités physiques complémentaires

Si vous travaillez du lundi au vendredi aux horaires habituels, il faut pratiquer d'autres sports ! La natation, le vélo, la course à pied ou le cardiotraining sont les bienvenus une ou deux fois par semaine ! La musculation ou la gym d'entretien s'y ajoutent à la même fréquence !

Football et rugby

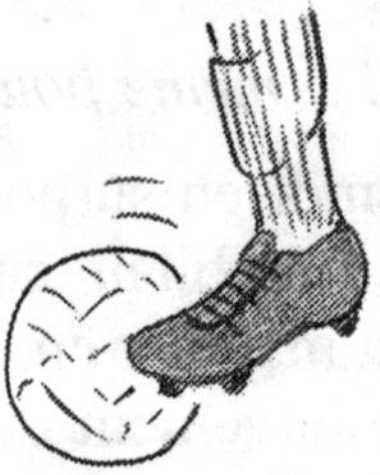

➤ *Avantages*

Bonne dépense d'énergie PENDANT les séances

Environ 500 à 700 kilocalories par heure de match.

Un match de football ou de rugby provoque une forte consommation de calories. À haut niveau, en fonction des postes, chaque joueur de football court de 8 à 12 kilomètres en 1 heure 30. Même le gardien se déplace sur 4 kilomètres !

Néanmoins, lors des entraînements, le travail technique et intermittent réduit nettement la dépense d'énergie. Heureusement, le bilan global reste favorable car il s'agit souvent de longues séances de 1 heure 30 à 2 heures.

Dépense d'énergie satisfaisante ENTRE les séances

Lors des matchs et des entraînements, les nombreuses accélérations stimulent le fonctionnement chimique du muscle au repos. Si vous ajoutez à cela quelques séances de bondissements et de musculation, les fibres musculaires se réparent lors de la récupération en consommant pas mal de calories.

Activité collective et conviviale

Faire du sport en équipe est particulièrement motivant. Impossible de faire faux bon à vos amis qui vous attendent.

➤ *Inconvénients*

Intensité élevée, changements de rythme

En cas de facteur de risque cardio-vasculaire souvent associé au surpoids, la pratique du football peut se révéler dangereuse. Ce n'cst pas le sport idéal pour renouer avec l'activité physique !

Contraintes articulaires

Les changements de direction brusques et inattendus, les freinages et les accélérations agressent les articulations et peuvent être à l'origine de nombreuses lésions. Le danger augmente en cas de surpoids. Au rugby, les traumatismes de la colonne vertébrale sont favorisés par le faible niveau technique et une mauvaise condition physique.

Les veines peuvent s'abîmer

Les bondissements, les brusques changements de direction et surtout les chocs directs sur les jambes ébranlent et détériorent les veines. À la longue, vous risquez de voir apparaître des varices et des gonflements de cheville.

➤ *Conseils pratiques pour ne jouir que des avantages*

Faites un bilan médical rigoureux

Un contrôle cardiaque et articulaire est nécessaire avant de commencer les « sports de ballon sur grand terrain », surtout si vous souffrez d'embonpoint ! Pour les aspirants rugbymen un examen particulièrement attentif du cou est indispensable.

Commencez avec d'autres sports !

Il est vivement conseillé de reprendre le sport en douceur ! Endurance et renforcement musculaire sont des activités conseillées. À l'issue de quelques mois de préparation physique progressive, vous pourrez probablement pratiquer le football ou le rugby.

Ayez des activités physiques complémentaires

Continuez à pratiquer parallèlement les sports « santé » grâce auxquels vous avez repris goût au mouvement. Faites-vous plaisir, profitez de votre minceur et de votre condition physique retrouvées, faites occasionnellement du foot ou du rugby.

Ski de fond

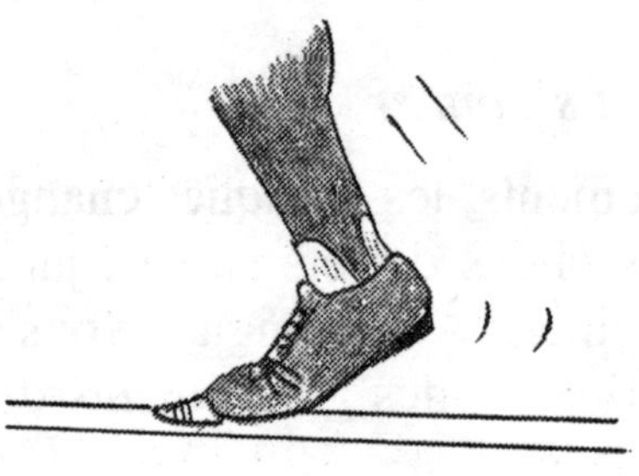

➤ *Avantages*

Bonne dépense d'énergie PENDANT les séances

Environ 500 à 750 kilocalories par heure d'activité.

Le ski de fond constitue un sport d'endurance par excellence. Il sollicite tous les muscles à intensité moyenne pendant une durée prolongée. Ceux des membres inférieurs soutiennent et propulsent le corps, ceux des bras poussent énergiquement, alors que ceux du tronc assurent la transmission des forces ! La répartition du travail musculaire permet de tolérer plus aisément un travail cardiaque plus intense et provoque une dépense énergétique plus élevée.

Bonne dépense d'énergie ENTRE les séances

Puisque tous les muscles du corps sont mis à contribution en ski de fond, la réparation de ces nobles tissus entraîne une combustion calorique importante au repos.

Renforcement musculaire du dos et des fessiers

Les muscles du dos et les fessiers se contractent puissamment lors de la propulsion. Cet entraînement contribue au maintien d'une jolie posture tout au long de la journée, et le relief musculaire obtenu participe au galbe du bassin.

Amélioration du retour veineux

En contractant en douceur l'ensemble des muscles des membres inférieurs, en appuyant sur l'ensemble de la voûte plantaire, en évitant les impacts au sol, le ski de fond stimule efficacement la remontée du sang vers le cœur. Pour optimiser tous ces mécanismes, ne restez pas engoncé dans un pantalon épais et serré à la taille. Préférez un fuseau moulant à bretelles.

Contraintes articulaires limitées

En ski de fond « alternatif » la charge imposée aux articulations est modérée. Les quatre membres participent aux appuis et collaborent au déplacement. Pour chacune des articulations, le mouvement est naturel. Le geste est bien toléré par l'ensemble de l'appareil locomoteur même en cas de surpoids.

Décor féerique et vacances !

La beauté des sites et l'ambiance détendue constituent de véritables motivations. Vous préparez plus activement votre séjour. Une pratique assidue des sports d'endurance tout au long de l'année permet de profiter à 100 % des congés à la neige !

➤ *Inconvénients*

Intensité parfois élevée, entraînement souvent prolongé et ambiance froide

Tous ces facteurs sont à l'origine d'un véritable stress cardio-vasculaire. Le froid, en fermant les vaisseaux, peut diminuer l'apport sanguin au cœur. Lorsque la randonnée se prolonge, la déshydratation, le déséquilibre minéral et l'épuisement énergétique sont parfois à l'origine de malaise cardiaque.

Il existe un risque traumatique !

Le ski de fond reste un sport de glisse et d'équilibre ! Sur le plat, pas de problème ! Surtout quand vous pratiquez la technique dite du « pas alternatif ». Votre mouvement ressemble à celui de la marche, vous vous sentez bien stable, notamment quand vous poussez sur les bâtons. En descente, le ski de fond ressemble étrangement au ski de piste… Mais l'équilibre y est encore plus précaire : les skis sont particulièrement étroits, les chaussures maintiennent moins bien la cheville et les fixations ne déchaussent pas !

Le risque de chute et de traumatisme articulaire existe… surtout si vous débutez alors que vous avez de l'embonpoint !

➤ *Conseils pratiques pour ne jouir que des avantages*

Faites un bilan médical

Compte tenu de la sollicitation cardio-vasculaire et du risque traumatique, prenez l'avis de votre médecin du sport et écoutez ses conseils !

Préparez-vous tout au long de l'année

Pour profiter pleinement de votre séjour, entraînez-vous régulièrement. Pratiquez trois fois par semaine une activité d'endurance : natation, vélo, marche active, footing ou cardiotraining. Ainsi, arrivé à la montagne, vous limiterez le stress cardiaque et le risque de blessure. De cette façon, tout au long de l'année, vous bénéficiez des bienfaits du sport.

Prenez des cours

Vous débutez, vous reprenez… vous êtes en surpoids : profitez des conseils d'un professionnel ! Votre moniteur vous rappellera les bases techniques et vous assurera une pratique adaptée à votre condition physique. Ainsi, vous limitez le risque cardio-vasculaire et traumatique. De cette façon, le ski de fond peut devenir le facteur déclenchant de vos bonnes résolutions. En bougeant toute l'année vous perdrez vraiment et définitivement du poids.

Ski de piste

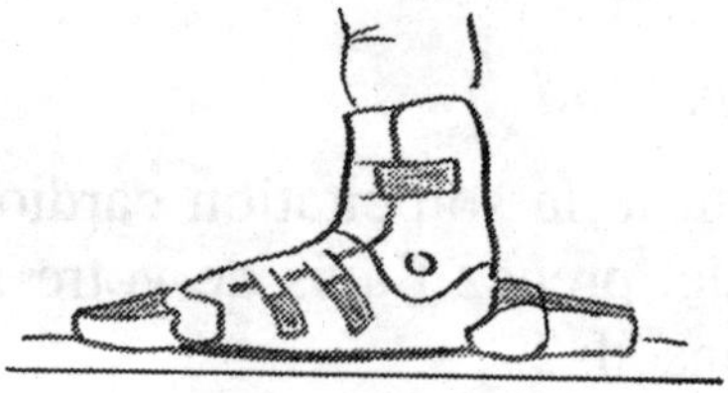

➤ *Avantages*

Dépense d'énergie ENTRE les séances

Le ski alpin impose un bon travail des cuisses et du dos. Ces muscles sont mis à contribution pour soutenir le tronc et amortir les irrégularités de la piste. Ils doivent se réparer pendant les périodes de détente au coin du feu ! La cicatrisation des lésions musculaires microscopiques provoque un accroissement de la dépense énergétique de repos !

Activité ludique et conviviale

Le ski un est sport agréable surtout en famille ou entre amis. De plus, vous êtes en vacances et vous profitez de magnifiques paysages. Voilà qui doit vous motiver pour vous adonner à une activité physique préparatoire puis assidue tout au long de l'année !

➤ *Inconvénients*

Faible dépense d'énergie PENDANT l'activité

Au cours d'une descente, un skieur consomme 500 à 800 kilocalories par heure, soit 8 à 13 kilocalories par minute de ski effectif !

Cependant, à moins de pratiquer la compétition ou de grimper avec les « peaux de phoque », ce sont les télésièges et autres téléphériques qui dépensent le plus d'énergie ! La physique nous apprend que la descente s'effectue grâce à l'énergie potentielle accumulée à l'aide des remontées mécaniques ! Heureusement, il vous est indispensable de faire travailler vos muscles pour encaisser les irrégularités de la piste et prendre de beaux virages. Arrivé en bas, fatigué d'avoir glissé, vous vous reposez en faisant la queue puis en restant assis sur le télésiège !

Activité ponctuelle !

Huit jours de ski par an ne servent à rien pour mincir, améliorer sa santé ou être en forme. Au contraire, ce type de séjour peut être à l'origine de blessure, de surmenage ou d'incident cardiaque.

Attention à l'ambiance culinaire !

Fondues savoyardes et autres tartiflettes symbolisent la gastronomie montagnarde ! Elles font partie de la culture alpine mais constituent de véritables hérésies diététiques.

Risque de traumatisme

Chaque année sur les pistes, on dénombre plusieurs dizaines de milliers d'entorses, de fractures ou de luxations. La probabilité augmente si vous êtes débutant, si vous ne bénéficiez pas d'une bonne préparation physique ou si vous êtes en surpoids !

➤ *Conseils pratiques pour ne jouir que des avantages*

Préparez-vous et prenez des cours

Pour limiter les risques de blessure, de fatigue ou de problème cardiaque, pour profiter à fond de vos vacances à la montagne, effectuez une préparation physique consciencieuse ou, mieux, entraînez-vous régulièrement tout au long de l'année. Si vous débutez, profitez de la pédagogie des beaux moniteurs de ski à la peau bronzée et artistiquement burinée.

Prolongez les séances !

Si vous faites du sport assidûment, si vous êtes en forme, vous pouvez passer de longues demi-journées sur les pistes ! Dans ces conditions la dépense énergétique cumulée n'est pas négligeable, et un séjour au ski vous aide à mincir. Attention, restez à l'écoute de votre organisme et arrêtez-vous en cas de fatigue ! Pour tenir le coup, il est indispensable de s'alimenter et de se réhydrater un peu toutes les 30 minutes. Mangez des pâtes de fruits, des fruits secs ou quelques biscuits pas trop gras. Buvez 2 ou 3 gorgées d'eau. Même dans le froid, la transpiration et la perte d'eau ne sont pas négligeables quand on fait du sport à la montagne !

Conservez une alimentation équilibrée

Pendant votre séjour, vous pouvez vous octroyer deux ou trois succulentes spécialités montagnardes. Mais, aux autres repas, conservez une alimentation équilibrée. Ne limitez pas trop les féculents. Je vous rappelle que vous participez à un séjour sportif !

Équitation

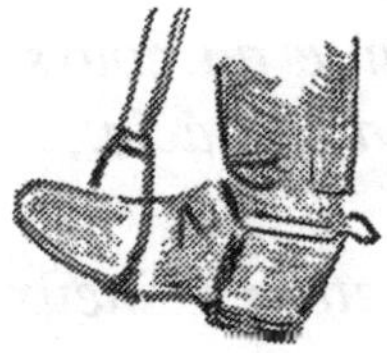

➤ *Avantages*

Accroissement de la dépense d'énergie ENTRE les séances

Monter à cheval impose un travail musculaire non négligeable au niveau du dos et des abdominaux quand vous restez assis en selle. Lorsque vous trottez enlevé ou à l'occasion des galops « en suspension », vos cuisses sont sollicitées. La réparation des lésions musculaires microscopiques augmente la dépense d'énergie au repos.

Travail de la posture

En équitation traditionnelle, notamment en dressage, on insiste tout particulièrement sur le maintien du dos et des épaules. Ainsi, vous prenez l'habitude d'adopter une plus jolie position de buste.

➤ *Inconvénients*

Dépense énergétique modérée PENDANT la séance

À moins de pratiquer à très bon niveau ou de monter un cheval paresseux qu'il faut stimuler sans cesse, vous brûlez peu de calories et c'est votre monture qui se déplace ! En effectuant un parcours d'obstacles ou une reprise de dressage, le travail musculaire s'intensifie nettement et devient significatif.

Environ 350 à 600 kilocalories par heure, soit 6 à 10 kilocalories par minute au cours d'une reprise de dressage ou d'un parcours d'obstacle.

Pas de stimulation du retour veineux

À cheval les talons sont dans le vide et la voûte plantaire ne prend contact avec l'étrier que sur un maigre plancher. Assis sur la selle, les jambes tendent à rester immobiles et il ne se produit aucune contraction musculaire de grande amplitude. En suspension, les membres inférieurs restent fléchis de façon prolongée et les veines se coudent au niveau des genoux et des hanches. Voilà qui ne stimule pas le retour veineux et favorise plutôt les œdèmes de cheville.

Pratique souvent insuffisante

Si vous montez une heure par semaine, l'augmentation de votre dépense énergétique quotidienne moyenne se révèle particulièrement faible !

Risque de chute

Si vous n'êtes pas très sportif, si vous souffrez d'embonpoint, votre équilibre sur l'animal sera sûrement précaire ! Compte tenu de votre gabarit, le moniteur vous proposera probablement un grand cheval… et vous risquez de tomber de plus haut !

➤ *Conseils pratiques pour ne jouir que des avantages*

Ayez des activités sportives complémentaires

Programmez, en supplément de l'équitation, deux ou trois entraînements hebdomadaires. Pratiquez un sport d'endurance et faites un peu de gym ou de musculation. Si vous ne montez qu'une fois par semaine, il s'agit d'un complément minceur indispensable. Si vous êtes un cavalier passionné, ces séances constituent une véritable préparation physique pour améliorer vos performances en compétition.

Faites de la randonnée équestre ou de l'« endurance »

Dès que possible, partez pour de grandes balades contemplatives ou touristiques. Au cours de ces longues sorties escarpées, vous êtes fréquemment invité à descendre de votre monture pour la soulager et marcher à ses côtés ! Cette fois, vous brûlez des calories. Lors des compétitions d'endurance, il faut même courir avec son cheval !

Participez aux soins des chevaux !

Pour consommer de l'énergie, rien de tel que de brosser son cheval et de lui curer les pieds. Vous pouvez aussi vider les box, balayer les écuries et rentrer la paille dans le grenier. C'est dans ce contexte que les séjours à la ferme et les stages d'équitation se révèlent particulièrement efficaces pour retrouver la ligne !

Judo, karaté, boxe

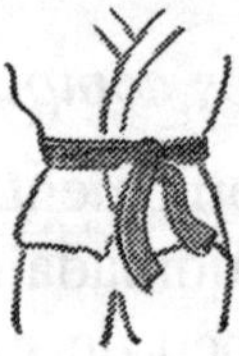

➤ *Avantages*

Bonne dépense d'énergie PENDANT les séances

En sport de combat, l'activité cardio-vasculaire et la combustion calorique restent soutenues tout au long de la séance. Les quelques pauses souvent consacrées aux explications techniques sont amplement compensées par le travail réalisé lors de l'échauffement et par l'intensité des combats.

Bonne dépense d'énergie ENTRE les séances

Une part non négligeable de l'entraînement s'oriente vers le renforcement musculaire. L'activité spécifique impose une sollicitation musculaire de tout le corps. Pour réparer les microlésions musculaires, l'organisme doit dépenser beaucoup d'énergie au repos.

Sport à catégorie de poids

Dès que vous pratiquez la compétition, vous devez vous maintenir dans une catégorie de poids. Ainsi, vous restez vigilant quant à votre alimentation. Attention néanmoins aux privations anarchiques dans les jours précédant les tournois. Elles provoquent inévitablement une déshydratation, un déséquilibre minéral, des destructions musculaires et un épuisement énergétique qui ne peuvent être compensés après la pesée. La contre-performance et la blessure vous guettent !

Travail de la posture au karaté

Au karaté, la position du bassin et du dos participe à l'efficacité en combat et à l'esthétique des katas. En renforçant vos muscles qui longent la colonne vertébrale et en prenant l'habitude de maintenir votre dos, vous enjolivez votre silhouette.

➤ *Inconvénients*

Intensité élevée, changements de rythme et risque cardio-vasculaire

La forte dépense énergétique en sport de combat est corrélée à un travail cardio-vasculaire d'intensité élevée. Les brusques accélérations augmentent encore le stress cardiaque. La prudence s'impose, surtout si vous êtes en surpoids et porteur de facteurs de risque cardio-vasculaire.

Travail en endurance souvent insuffisant

Les entraînements comportent beaucoup de renforcement musculaire et de travail « fractionné » à fréquence cardiaque élevée. Pour préserver votre santé et retrouver la ligne, il manque souvent une sollicitation cardio-vasculaire continue à intensité moyenne type natation, vélo ou jogging.

Posture inesthétique au judo et en boxe

Les prises de judo et la garde en boxe obligent à enrouler les épaules. Dans ce contexte, votre système nerveux n'apprend pas à maintenir une belle position.

Risque de blessure

Les sports de combat sont des disciplines très dynamiques. Des mouvements brusques vous sont imposés par les feintes de l'adversaire. En cas de surcharge pondérale, vous serez sensible aux tendinites, aux périostites et autres fractures de fatigue. Vous risquez également quelques entorses ou fractures… quand il ne s'agit pas d'un bon coup de poing ou d'un puissant coup de pied !

➤ *Conseils pratiques pour ne jouir que des avantages*

Faites un bilan médical et commencez progressivement

Compte tenu du risque cardio-vasculaire et traumatique, l'avis de votre médecin du sport est indispensable. Surtout si vous êtes en surpoids, il réalisera le bilan approprié pour que vous puissiez débuter progressivement et en toute sécurité.

Programmez un peu d'endurance en complément

Pour dépenser plus d'énergie et préparer votre cœur en douceur, l'endurance s'ajoute efficacement aux sports de combat. En pratiquant ces derniers vous mettez en contrainte votre appareil musculo-squelettique. Aussi la natation et le vélo sont-ils plus adaptés que la course à pied pour compenser les agressions cardiaques et articulaires des arts martiaux et de la boxe.

Basket, volley et handball

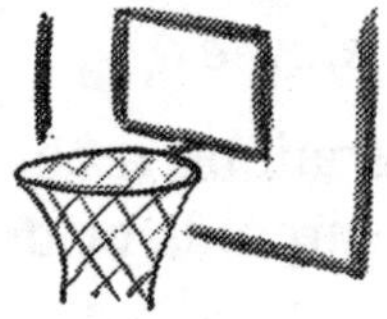

➤ *Avantages*

Dépense d'énergie satisfaisante PENDANT les séances

Environ 300 à 600 calories par heure d'activité.

Les « sports de ballon sur petits terrains » occasionnent une forte dépense énergétique pendant l'activité. En pratique, les entraînements sont fréquemment interrompus par des explications techniques et des pauses destinées à la récupération. Aussi seul l'échauffement, la préparation physique spécifique et les compétitions provoquent-ils une forte combustion calorique.

Bonne dépense énergétique ENTRE les séances

Les sauts, les déplacements latéraux et le travail avec ballon sollicitent vigoureusement l'ensemble des muscles du corps. L'organisme doit réparer les microlésions pendant les périodes de repos. Voilà qui occasionne un accroissement significatif de la dépense énergétique entre les séances.

Activité collective et amicale

L'ambiance conviviale contribue à la motivation. Ne ratez pas les entraînements, soyez assidu. Votre santé et votre ligne en bénéficieront.

➤ *Inconvénients*

Contraintes cardiaques élevées

Les brutales accélérations réclament un travail cardiaque intense. En cas de surpoids et de facteur de risque cardio-vasculaire associés, la prudence s'impose !

Les veines peuvent s'abîmer

Les bondissements, les blocages, les brusques changements de direction font tressauter les veines et détériorent leurs parois. Ce type de sport favorise plus les varices qu'il n'améliore le retour veineux !

Contraintes articulaires et risque de blessure

Les sauts et les déplacements latéraux mettent à rude épreuve vos articulations. Tendinite, fracture de fatigue ou entorse vous guettent, surtout si vous avez un peu d'embonpoint !

➤ *Conseils pratiques pour ne jouir que des avantages*

Faites un bilan médical et commencez progressivement

Votre médecin du sport appréciera l'état de votre cœur et de votre appareil locomoteur. Il demandera les examens complémentaires indispensables. Il vous donnera les conseils pour débuter progressivement et en toute sécurité.

Écoutez vos articulations et votre dos

Sachez rester à l'écoute de votre appareil locomoteur. Si vous souhaitez continuer à pratiquer longtemps des sports aussi sollicitants, il est impératif de consulter rapidement votre médecin du sport en cas de douleur articulaire.

Ayez des activités d'endurance en complément

Pour dépenser plus d'énergie et préparer votre cœur en douceur, l'endurance s'ajoute efficacement aux « sports de ballon sur petits terrains ». En pratiquant ces derniers vous mettez beaucoup en contrainte votre appareil musculo-squelettique. Aussi la natation et le vélo sont-ils plus adaptés que la course à pied pour compenser les agressions cardiaques et articulaires du basket, du volley ou du hand.

Marche au quotidien

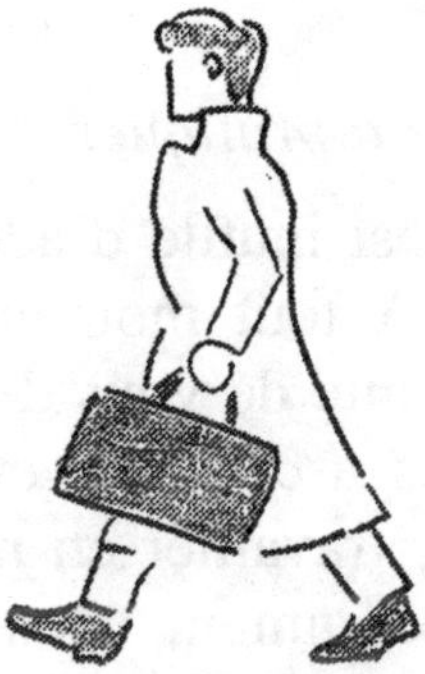

➤ *Avantages*

Dépense d'énergie ***moyenne*** *PENDANT les séances*

Marche normale : 180 à 250 kilocalories par heure.

La marche utilise les muscles des membres inférieurs pour déplacer tout votre corps. Le travail mécanique réalisé n'est pas négligeable. Ainsi, en 1 heure de marche active, vous brûlez autant de calories qu'au cours de 30 minutes de footing.

Pas de traumatisme et peu de contraintes articulaires

En vous promenant dans la rue, le risque de chute, d'entorse ou de fracture est plus que réduit. Les articulations de vos jambes assument sans à-coup et sans torsion le poids de votre corps. Dans la majorité des cas, cette sollicitation est bénéfique et n'abîme pas votre système musculo-squelettique.

Amélioration du retour veineux

Marchez en déroulant le pas ! Contractez en douceur l'ensemble des muscles des membres inférieurs sans trop fléchir les articulations. La marche est une excellente activité pour stimuler la remontée du sang vers le cœur et faire dégonfler les jambes.

Activité physique facile à pratiquer

Pour marcher, il est inutile d'adopter une tenue vestimentaire particulière. À tout moment de la journée, vous pouvez saisir l'opportunité de vous déplacer à pied. Montez les escaliers, évitez les ascenseurs et les escalators. Il est parfois possible d'aller travailler en marchant. Si vous prenez les transports en commun, vous pouvez envisager de descendre une ou deux stations avant votre destination.

Activité physique idéale avant de renouer avec le sport

La marche est une activité d'endurance douce pour le cœur et peu agressive pour l'appareil locomoteur. Elle sollicite le cœur à intensité modérée et fait harmonieusement fonctionner les articulations des membres inférieurs. C'est une étape indispensable avant de reprendre le sport progressivement et assidûment.

➤ *Inconvénients*

Dépense d'énergie ***moyenne*** *PENDANT les séances*

La marche permet de renouer en douceur avec l'activité physique et peut s'intégrer aisément à votre quotidien ! Revers de la médaille : l'intensité de travail est modérée ! La dépense énergétique reste moyenne ! Une personne jeune et active peut prétendre à bien plus de bénéfices et peut mincir plus efficacement en pratiquant véritablement le sport !

Faible dépense d'énergie ENTRE les séances

Les muscles des membres inférieurs sont sollicités mais les contraintes tissulaires restent modérées. En marchant dans la vie de tous les jours, il se produit peu de lésions musculaires microscopiques. Puisque les processus de réparation sont insignifiants, la dépense énergétique de repos n'augmente pratiquement pas !

Peu de renforcement musculaire permettant d'affiner la silhouette

Inutile de contracter ses muscles puissamment pour marcher ! La masse musculaire se développe peu, et le galbe des hanches et des fessiers ne se modifie pratiquement pas !

Pas de travail de coordination et de posture

La marche est une activité spontanée. Bien sûr, les muscles longeant la colonne vertébrale travaillent un peu afin que vous restiez droit, mais ils n'apprennent pas à maintenir une jolie position.

Contraintes articulaires parfois non négligeables

Au cours de la marche, vos articulations supportent la totalité de votre corps. Pour stabiliser le bassin, les muscles imposent à la hanche une compression égale à 4 fois votre poids. En cas de franche surcharge pondérale, alliée à une usure articulaire avancée, il est conseillé d'associer à la marche des activités physiques en « décharge » ou en « charge partielle » comme la natation, l'aquagym ou le vélo.

➤ *Conseils pratiques pour ne jouir que des avantages*

Commencez par la marche

Pour maigrir ou reprendre la forme, la marche reste une étape indispensable. Les sollicitations cardiaques et articulaires modérées réconcilient votre corps avec l'effort. Vous vous préparez progressivement à renouer avec le sport !

Continuez à marcher et faites du sport

Alors que vous avez repris le sport, conservez l'habitude de marcher au quotidien. Ce supplément de dépense énergétique contribue efficacement à votre forme et à votre minceur.

Ayez des activités sportives complémentaires

La marche est nécessaire mais pas suffisante pour bénéficier de tous les bienfaits de l'activité physique. Optimisez votre programme et variez vos pratiques. Faites 2 ou 3 séances par semaine et alternez les disciplines. Pour dépenser plus d'énergie, optez pour un sport d'endurance plus intensif comme la natation, le vélo, le cardiotraining ou le footing. Pour galber votre silhouette et brûler plus de calories au repos, n'oubliez pas la gym ou la musculation. Pour adopter une jolie position et améliorer votre équilibre, pensez à la danse ou au cours de fitness.

Jardinage

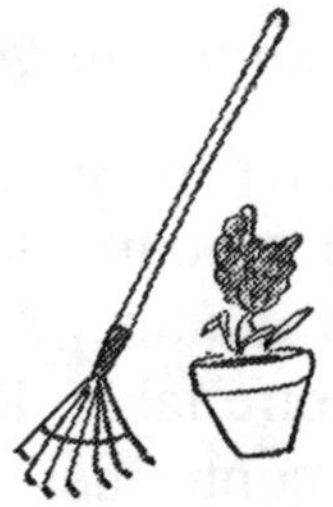

Avantages

*Dépense d'énergie **satisfaisante***
PENDANT certaines activités

Bêchage : environ 500 kilocalories par heure.
Passer la tondeuse : environ 300 kilocalories par heure.

Bêcher, tailler les haies, élaguer les arbustes, charrier de la terre ou transporter le gros arrosoir provoquent une bonne combustion de calories. Une demi-journée d'activité au jardin vaut bien une séance de gymnastique ou une heure de marche !

Dépense d'énergie satisfaisante ENTRE les séances

Le bêchage ainsi que la taille des haies et des arbres constituent un véritable exercice musculaire. Parfois même, le lendemain, vous ressentez des courbatures. La réparation de ces lésions microscopiques entraîne un accroissement des dépenses énergétiques de repos !

Véritable « loisir actif »

Le jardinage peut s'intégrer avec bonheur à votre vie quotidienne active. Par plaisir, vous enjolivez votre maison ou vous entretenez votre potager. Associé à un peu de sport, ce loisir vous aide à rester en forme et à garder la ligne.

Les fruits et les légumes sont à la fête

Quelle joie de déguster les succulents légumes de votre potager. Quelle fierté de savourer les fruits juteux de votre verger. De plus, ils sont goûteux à souhait. Tous prennent une place de choix sur votre table. Ils allègent et équilibrent votre alimentation ! Ils contribuent à votre santé, à votre dynamisme et à votre minceur.

➤ *Inconvénients*

Dépense d'énergie ***insuffisante***
PENDANT certaines activités

Petit jardinage : environ 150 kilocalories par heure.

Si bêcher, élaguer, charrier de la terre ou tondre le gazon brûlent pas mal de calories, le petit jardinage se montre moins dispendieux. En plantant quelques graines dans les jardinières du balcon, vous ne croyez pas avoir consommé autant d'énergie qu'au cours d'un jogging !

Pas d'amélioration du retour veineux

Si vous êtes debout sans bouger, le sang a tendance à stagner dans les jambes. Lorsque vous restez accroupi, les veines sont écrasées et coudées au niveau des articulations. Le retour veineux est bloqué. Des gonflements de cheville peuvent apparaître.

Attention aux contraintes articulaires

Votre dos est parfois malmené quand vous bêchez et lorsque vous soulevez de lourdes charges comme des pots de fleurs volumineux, votre arrosoir ou une brouette pleine de terre. Vos épaules souffrent si vous taillez les haies en conservant trop longtemps les mains au-dessus des épaules. Vos genoux sont écrasés et s'abîment si vous restez accroupi pendant une durée trop prolongée !

➤ *Conseils pratiques pour ne jouir que des avantages*

Jardinez longtemps et souvent !

En passant quelques heures à jardiner, vous brûlez suffisamment de calories et vous réalisez l'équivalent d'une séance de sport. Au cours de votre demi-journée passée au jardin, je vous invite à alterner le « gros jardinage » fatigant et du « petit jardinage » ressourçant ! Arrêtez-vous de temps à autre. Réhydratez-vous et reprenez des forces en buvant un peu d'eau et du jus de fruits.

Améliorez votre retour veineux

Évitez de rester trop longtemps debout sans bouger ou accroupi. Changez souvent de position. Allez marcher, ratissez ou passez la tondeuse.

Prenez soin de vos articulations

En jardinant, les positions et certains mouvements sont souvent plus agressifs que certains sports ! Comme si vous commenciez un véritable entraînement, je vous suggère de vous échauffer. Commencez par quelques flexions et rotations de buste tout en douceur. Poursuivez par de lentes élévations des bras. Pliez les genoux de plus en plus jusqu'à atteindre peu à peu l'accroupissement complet ! Commencez votre jardinage progressivement par les activités les moins sollicitantes !

Accroupissez-vous en posant les genoux sur un petit molleton pour ne pas trop écraser vos rotules. Dès que possible, travaillez assis sur un petit tabouret. Évitez de conserver le dos fléchi en avant ou trop cambré pendant une durée prolongée. Remettez votre dos droit fréquemment et alternez avec d'autres activités.

Enfin, consultez rapidement votre médecin en cas de douleur articulaire invalidante. Ainsi, vous pourrez continuer à jardiner longtemps et assidûment, ce qui vous aidera à garder la ligne !

Faites du sport à côté !

Le jardinage peut tenir une place de choix dans votre hygiène de vie. Cependant, il n'apporte pas tous les bienfaits du sport. Le travail cardiaque et le renforcement musculaire manquent souvent un peu d'intensité. Parallèlement, pensez à la natation, au vélo ou au footing. N'oubliez pas la gym, l'aquagym ou la musculation. Ces activités vous permettront de jardiner avec plus d'aisance et de plaisir. Ce cocktail de bonnes habitudes contribuera à votre santé, à votre dynamisme et à votre minceur !

Bricolage

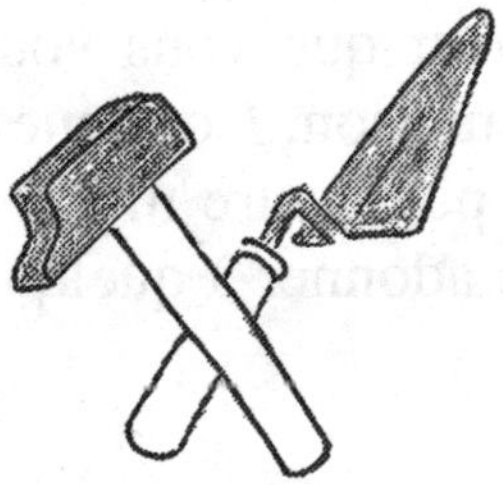

➤ *Avantages*

Dépense d'énergie ***satisfaisante***
PENDANT certaines activités

Terrassement et « gros œuvre »: environ 400 à 500 kilocalories par heure.

Pour brûler des calories utilement, il est conseillé de transporter de lourdes dalles de pierre et d'aménager sa terrasse. Vous pouvez aussi construire votre garage en charriant des sacs de ciment et des parpaings ! Dans ces conditions, votre bricolage tourne au « gros œuvre » et vaut bien une séance de sport !

Dépense d'énergie satisfaisante ENTRE les séances

Pour soulever ou tirer des charges imposantes, vous sollicitez de grands groupes musculaires au voisinage de leur force maximale. Même la menuiserie, la peinture ou la tapisserie font travailler plus localement bon nombre de muscles. Ainsi, en bricolant, vous provoquez des microdéchirures musculaires. Il faut les réparer, ce qui provoque une augmentation des dépenses caloriques de repos !

Véritable loisir actif et utile !

Le bricolage est un loisir plaisant et utile à votre bien-être. C'est avec bonheur que vous vous construisez un bel intérieur et une jolie maison. Continuez à faire des travaux chez vous : c'est bon pour votre moral et votre ligne ! Mais n'oubliez pas de vous adonner à quelques activités sportives régulièrement !

➤ *Inconvénients*

*Dépense d'énergie **insuffisante** PENDANT certaines activités*

Menuiserie, peinture, tapisserie : environ 200 à 250 kilocalories par heure.

Le petit bricolage consomme peu de calories. En vous activant de cette façon, vous ne pouvez pas prétendre avoir fait du sport. Tout au plus avez-vous réalisé l'équivalent d'une petite balade à pas tranquille.

Pas d'amélioration du retour veineux

Rester longtemps debout immobile ne stimule pas la remontée du sang des jambes vers le cœur. Pire encore, travailler accroupi, les veines écrasées et coudées au niveau des articulations, bloque le retour veineux et favorise les gonflements de chevilles.

Attention aux contraintes articulaires

Le bricolage n'est pas anodin pour votre appareil locomoteur. En vous penchant en avant pour soulever un sac de ciment, vous martyrisez votre dos. En vous accroupissant pour mettre en place une prise électrique vous faites souffrir vos genoux. En peignant votre plafond, vous rabotez les tendons de vos épaules. En vissant, vous malmenez les muscles des avant-bras et vous risquez la tendinite du coude !

➤ *Conseils pratiques pour ne jouir que des avantages*

Bricolez régulièrement et souvent !

Pour parvenir à une dépense énergétique significative, il est indispensable de faire de gros travaux ou de bricoler longtemps et fréquemment. En alternant ces types d'activité, vous pouvez passer quelques heures à brûler efficacement des calories. Pour mincir, c'est l'équivalent d'une séance de sport. Là encore, n'oubliez pas de boire de l'eau et un peu de jus de fruits pendant l'effort.

Prenez soin de vos articulations

Le bricolage et les gros travaux se révèlent souvent plus agressifs pour les articulations que de nombreux sports ! Comme pour commencer un entraînement, je vous invite à vous échauffer. Penchez-vous en avant doucement puis inclinez-vous sur les côtés. Faites des flexions de genoux de plus en plus prononcées. Levez et écartez les bras lentement. Montez, descendez les mains et effectuez des rotations de poignets d'amplitude croissante. Débutez progressivement par le bricolage plutôt que par les gros travaux !

Mettez un coussin sous vos genoux si vous devez rester accroupi. À la moindre occasion, travaillez assis sur un petit tabouret. Prenez garde à ne pas garder le dos fléchi ou tordu trop longtemps. Redressez-vous souvent et changez d'activité régulièrement.

Enfin, voyez au plus vite votre médecin si vous souffrez de votre appareil musculo-squelettique. Voilà qui vous permettra de bricoler régulièrement et vous aidera à rester mince !

Faites du sport à côté

Le bricolage et les gros travaux n'apportent pas tous les bénéfices du sport. Le manque de travail en endurance cardio-vasculaire a deux conséquences. Premièrement, le bricolage ne permet pas de limiter efficacement le risque de crise cardiaque, notamment chez les hommes de plus de 40 ans. Deuxièmement, il réduit la dépense énergétique et altère son efficacité dans l'amincissement. Régulièrement, dans la semaine, faites de la natation, du vélo, du cardiotraining ou du footing. Ajoutez un peu de musculation. De cette façon, vous préparez votre organisme à encaisser les gros week-ends de bricolage ou de travaux. Dans ces conditions, vous vous concoctez un vrai programme santé, dynamisme et minceur.

Activités ménagères

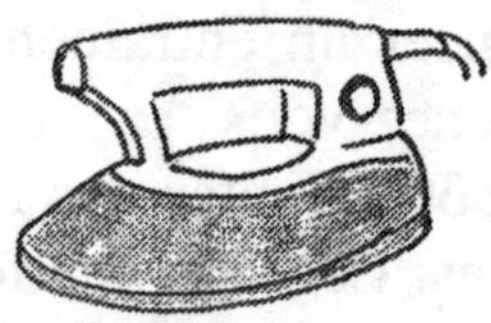

➤ *Avantages*

Dépense d'énergie ***tout juste correcte***
PENDANT certaines activités

Faire les lits, balayer, passer l'aspirateur : environ 300 kilocalories par heure.

Les activités ménagères sollicitant l'ensemble du corps imposent une dépense calorique comparable à celle de la marche tranquille. Ce n'est pas si mal ! mais ça n'a rien à voir avec le sport !

Activité utile !

Il faut bien nettoyer la maison ! Autant s'y adonner avec vigueur pour brûler des calories et être rapidement débarrassé !

➤ *Inconvénients*

Dépense d'énergie ***vraiment insuffisante***
PENDANT certaines activités

Dépoussiérer les meubles, faire la cuisine, repasser : environ 200 kilocalories par heure.

Coudre : environ 150 kilocalories par heure.

Si vous ne vous déplacez pas, pire, si vous êtes assis, la dépense énergétique devient faible. Elle est à peine supérieure à celle d'un travail de bureau !

Faible dépense d'énergie ENTRE les « séances »

Le travail musculaire reste modéré pendant les activités ménagères. Il ne se produit pas de microdéchirure. Inutile d'engager des réparations tissulaires. La dépense énergétique de repos n'augmente pas !

Altération du retour veineux

Si vous restez debout sans bouger, il ne se produit aucune contraction musculaire apte à propulser le sang vers le cœur. La voûte plantaire est toujours comprimée et ne parvient pas à éjecter le sang. Le poids fait retomber le sang dans les mollets et les chevilles. Si, de surcroît, vous travaillez au chaud, près du fer à repasser ou dans la cuisine, les vaisseaux s'ouvrent. Ce phénomène favorise encore la stagnation sanguine et vos jambes ne tardent pas à gonfler !

Activité peu épanouissante

À l'exception du résultat et de la sensation du devoir accompli, j'imagine que vous ne vous adonnez pas aux activités ménagères avec une réelle passion !

➤ *Conseils pratiques pour ne jouir que des avantages*

Faites le bon choix !

Insistez sur les activités qui sollicitent tous les muscles du corps et qui imposent de vous déplacer. Elles provoquent un peu plus de combustion calorique et favorisent le retour veineux… Puis négociez et déléguez les autres ! C'est mieux pour votre ligne !

Faites du sport !

La dépense énergétique reste modérée au cours des activités ménagères. Faites-les rapidement pour brûler plus de calories, puis allez faire du sport ! C'est meilleur pour le moral et pour la ligne !

Roller

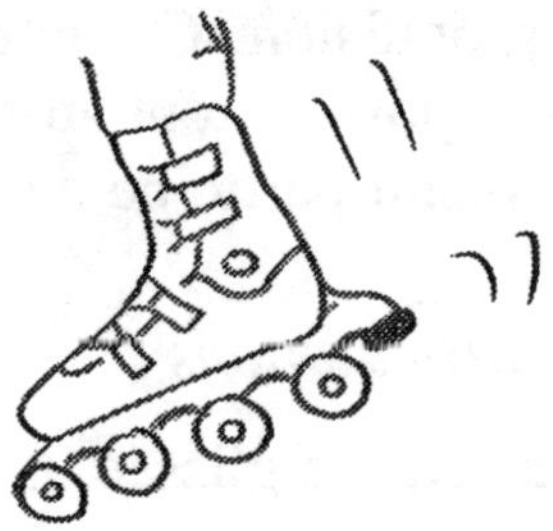

➤ *Avantages*

Bonne dépense d'énergie PENDANT certaines séances

Environ 500 à 750 kilocalories par heure d'activité.

Faire du roller à bonne allure, à la limite de l'essoufflement, cela constitue une excellente pratique d'endurance, source d'une importante dépense énergétique. Tous les muscles des membres inférieurs et du dos sont sollicités à intensité moyenne. Ainsi, ils peuvent prolonger leur effort très longtemps.

Bonne dépense d'énergie ENTRE les séances

Les volumineuses masses musculaires mises à contribution au roller doivent se réparer au repos. Bien sûr, il n'y a pas trop d'impacts sources de microlésions au sein des fibres musculaires, mais la sollicitation est telle que les muscles ne prennent pas de volume. Aussi leur entretien devient-il plus coûteux sur le plan calorique.

Renforcement musculaire du dos et des fessiers

Les muscles du dos et les fessiers se contractent puissamment lors de la propulsion. Cet entraînement contribue au maintien d'une jolie posture tout au long de la journée, et le relief musculaire obtenu participe au galbe du bassin.

Pas d'impact sur les articulations

Le roller est une activité glissée. L'absence de choc sur les membres inférieurs réduit les souffrances du cartilage articulaire.

➤ *Inconvénients*

Faible dépense d'énergie PENDANT certaines séances

Se balader à roller, utiliser des roulettes pour se déplacer, alors que vous pourriez marcher, permet d'améliorer considérablement votre rendement : vous brûlez moins de calories. Faire du roller tranquillement, en aisance respiratoire, pour effectuer quelques trajets, réduit votre dépense énergétique quotidienne !

Risque traumatique important

Si ce sport de glisse n'agresse pas vos articulations quand tout se passe bien, il peut fort bien vous briser les os en cas de chute surtout si vous avez un peu d'embonpoint. Fractures du poignet, du coude ou de la rotule, entorse du genou, traumatisme crânien vous guettent au détour de chaque virage mal négocié. Le moindre freinage raté vous fait glisser jusqu'au service d'urgences le plus proche. Le roller est devenu une rente pour l'orthopédiste et le médecin du sport.

➤ *Conseils pratiques pour ne jouir que des avantages*

Faites un bilan médical

Compte tenu de la sollicitation cardio-vasculaire et du risque traumatique, prenez l'avis de votre médecin du sport et écoutez ses conseils !

Équipez-vous de protections

Enfilez la panoplie des chevaliers des temps modernes : protège-poignets, coudières, genouillères à coque et casque s'avèrent indispensables pour limiter le risque de blessure grave.

Prenez des cours

Les sports de glisse ne s'inventent pas, surtout si vous êtes un adulte, voire un senior plein de bonnes résolutions ! D'autant qu'un peu de surpoids perturbe l'équilibre et aggrave les conséquences de chaque chute. Profitez des recommandations d'un bon pédagogue ! Votre moniteur vous donnera les bases techniques et vous assurera une pratique adaptée à votre condition physique. C'est ainsi que vous accéderez à l'autonomie suffisante pour vous faire plaisir et vous promener en sécurité !

Abdo-fessiers

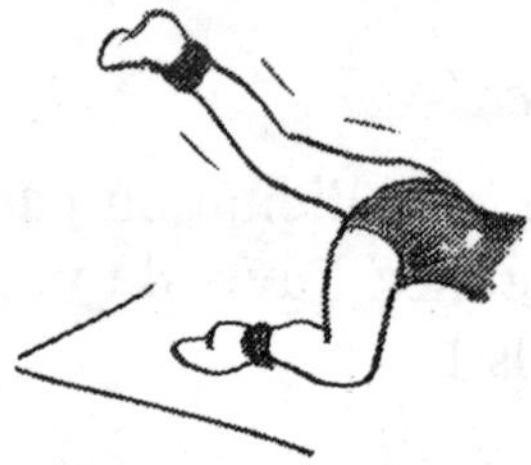

➤ *Avantages*

Bonne dépense d'énergie ENTRE les séances

Tous ces exercices de renforcement musculaire stimulent le fonctionnement chimique musculaire pendant la récupération. La réparation, l'entretien et le développement des muscles sollicités au cours de l'entraînement provoquent une combustion de calories au cours des périodes de repos.

Amélioration du galbe de la silhouette

En prenant un peu de relief musculaire au niveau des hanches et des jambes, votre silhouette apparaît plus harmonieuse, voire plus « tonique ». En effet, la graisse semble moins flasque car elle épouse la forme du muscle sous-jacent.

Travail du maintien

La plupart de ces mouvements vous l'apprennent, les exercices de gymnastique réclament de « tenir son dos ». Cet entraînement à la coordination posturale contribue à un plus beau maintien.

➤ *Inconvénients*

Faible dépense énergétique PENDANT les séances

Chaque exercice travaille un petit groupe musculaire. Ce dernier se renforce mais brûle finalement peu de calories. De surcroît, il faut des pauses pour récupérer et enchaîner quelques « séries ». Voilà qui diminue encore la dépense d'énergie.

Le marketing vous trompe !

Vous le savez, la graisse ne fond pas en regard du muscle travaillé. Faire des abdos ne provoque pas la disparition du pannicule adipeux situé sur le ventre. Muscler les fessiers n'entraîne pas la fusion du gras recouvrant les hanches !

➤ *Conseils pratiques pour ne jouir que des avantages*

Ayez des activités physiques complémentaires

Profitez de votre abonnement à votre salle de fitness ! En pratiquant la musculation de tout le corps vous donnez plus de galbe à l'ensemble de votre silhouette et vous consommez encore plus de calories au repos. En faisant du cardiotraining en endurance, vous brûlez beaucoup plus d'énergie pendant vos entraînements. Si vous êtes en pleine forme, peaufinez votre *design* grâce à des cours collectifs chorégraphiques.

Si vous pratiquez à la maison, variez les exercices de renforcement, étendez vos zones de travail et n'oubliez pas le haut du corps. Allez courir, nager ou faire du vélo afin de consommer un maximum de calories pendant la séance.

Conclusion

Maigrir avec le sport, c'est mieux !

➤ *Devenir sportif fait vraiment mincir*

Au-delà de la dépense énergétique régulière, ce nouveau mode de vie stabilise votre poids à un niveau nettement inférieur : c'est le « pondérostat ». Au contraire, faire du sport quelques semaines ne provoque qu'une minime perte de poids, à peine perceptible par votre balance. Dès l'arrêt de votre pratique, vous êtes rapidement condamné à la récidive… ce qui ne fait que démontrer le pouvoir de l'exercice ! Le processus est tout à fait comparable aux régimes ponctuels et anarchiques ! Ils sont carencés et sources de profondes frustrations : vous ne pouvez pas les poursuivre indéfiniment. Ils sont fondamentalement déséquilibrés : ils ne vous enseignent aucunement la bonne façon de vous nourrir. Dès l'arrêt, vous reprenez plus de kilos que vous n'en avez perdu ! Là encore, c'est s'alimenter de manière variée et en quantité adaptée qui vous assure pour la vie entière le juste poids !

➤ *L'activité physique est moins efficace que le sport !*

En marchant pour aller chercher du pain, en montant les escaliers de votre immeuble, je ne vous promets pas de miracle ! Faites du sport ! Entraînez-vous au moins trois fois par semaine pendant trente minutes à une heure. Variez les activités, privilégiez l'endurance mais n'oubliez pas le renforcement musculaire et les disciplines plus techniques. Le pouvoir amincissant du sport ne se réduit pas à la dépense énergétique produite à l'effort. Vous le savez, le muscle construit grâce à une pratique assidue brûle beaucoup de calories… au repos. Messieurs, vous avez été heureux d'apprendre que de beaux pectoraux contribuaient à mincir. Mesdames, vous avez compris qu'un léger relief musculaire galbait joliment votre silhouette ! De plus, l'activité sportive favorise le retour veineux et le drainage des tissus souscutané. Ainsi, vos jambes s'affinent ! De nombreuses disciplines vous enseignent un plus beau maintien corporel que vous conserverez tout au long de votre vie quotidienne. Enfin, le sport donne le moral, c'est démontré ! Mesdames, vous assumez pleinement ces quelques rondeurs qui font de vous une femme tout naturellement, tout simplement !

➤ *Sport et alimentation équilibrée : c'est le cocktail efficace !*

Il ne s'agit pas de faire un régime ! Loin de là, puisque vos bonnes résolutions doivent devenir de bonnes habitudes pour toute votre existence ! Si les sodas, les fritures et les crèmes glacées restent quotidiennement à votre menu, le sport ne peut pas faire grand-chose pour votre ligne. Choisissez une alimentation savoureusement équilibrée, variez les plaisirs, diversifiez les cultures et les terroirs ! Optez pour des quantités raisonnables, adaptées à votre dépense énergétique. Mangez lentement, écoutez votre appétit… et votre satiété ! Ne terminez pas systématiquement votre assiette. Lâchez-vous occasionnellement sur quelques hérésies diététiques, votre pratique sportive régulière vous l'autorise, votre balance ne vous en voudra pas !

Bon entraînement et bon appétit !

CET OUVRAGE A ÉTÉ COMPOSÉ
ET MIS EN PAGES CHEZ NORD COMPO (VILLENEUVE-D'ASCQ)
ET ACHEVÉ D'IMPRIMER SUR ROTO-PAGE
PAR L'IMPRIMERIE FLOCH À MAYENNE
EN MARS 2005

Nº d'impression : 62518.
Nº d'édition : 7381-1610-X.
Dépôt légal : mars 2005.

Imprimé en France